Alice Selles

DIVULGAÇÃO DE SERVIÇOS MÉDICOS: O QUE TODO MÉDICO DEVERIA SABER

1ª edição - Rio de Janeiro - 2013

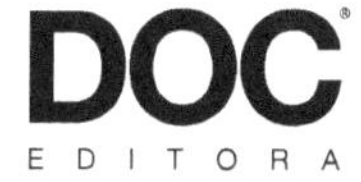

DOC EDITORA

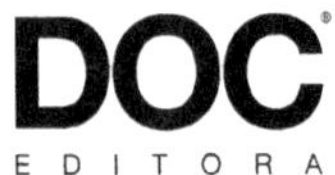

São Paulo
Av. Santa Catarina, 1.521 - Sala 308 - Vila Mascote - SP - (11) 2539-8878

Rio de Janeiro
Estrada do Bananal 56 - Jacarepaguá - Rio de Janeiro - RJ - (21) 2425-8878

www.universodoc.com.br
atendimento@doccontent.com.br

Coordenadores editoriais
Bruno Aires e Renan Peixoto

Revisão
Christiane Longa

Capa e diagramação
Tatiana Couto

Selles, Alice.

Divulgação de serviços médicos: O que todo médico deveria saber / Alice Selles – Rio de Janeiro: Editora DOC, 2013. 1ª edição - 200p.

ISBN 978-85-62608-80-3

1. Divulgação de serviços médicos: O que todo médico deveria saber. I. Selles, Alice.

CDD-659.1

Sumário

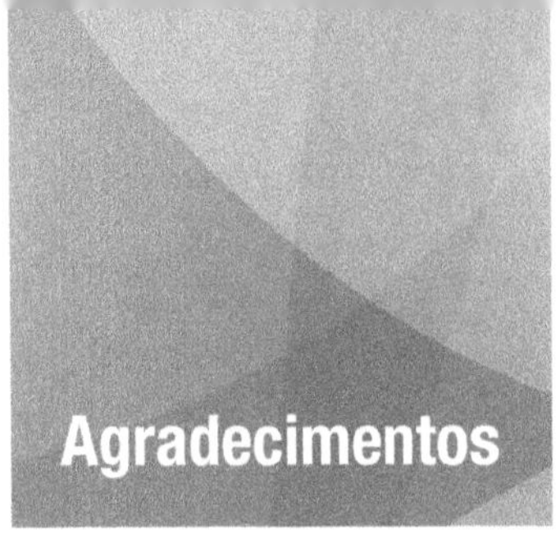

Agradecimentos

"E aprendi que se depende sempre
De tanta, muita, diferente gente
Toda pessoa sempre é as marcas
Das lições diárias de outras tantas pessoas
E é tão bonito quando a gente entende
Que a gente é tanta gente onde quer que a gente vá".

Caminhos do Coração, Gonzaguinha

Engana-se quem pensa que escrever um livro é um ato solitário. Escrever é compartilhar aprendizados e experiências, adquiridos principalmente nas conversas, nas consultorias, nas trocas com outras pessoas. Por isso escolhi este trecho da linda música do Gonzaguinha para esta página.

Difícil dizer quem contribuiu, ou melhor, quem não contribuiu para que este projeto se materializasse em um livro, mas algumas pessoas, mais presentes em minha rotina diária de trabalho, precisam ser citadas: Eduardo Hennington, Julio Leiria, Margarete Lima, Dayana Fernandes, Bianca Andrade, Leonardo Meireles, Leonardo Rocha, Marcia Asevedo e Aline Ferreira, minha equipe guerreira na Selles & Henning; Fabrício Lacerda, amigo, crítico e instigador; Eci Seles, minha mãe e primeira incentivadora; e, finalmente, meus dois amores: Pedro Montes, meu filho tão querido, e Milton Galper, marido, companheiro e admirador do meu trabalho.

O carinho de todos vocês me move.

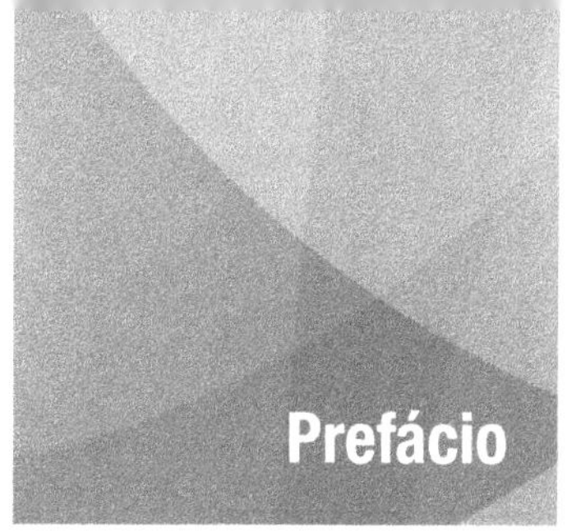

Para mim, é uma tarefa gratificante e saborosa prefaciar o livro de Alice Selles sobre marketing para serviços de saúde. Penso até que em alguns momentos, no Brasil, a história da autora e o tema abordado neste livro se confundem. Acabam por se tornar quase sinônimos. Além da sua competência como pesquisadora, professora e consultora, poucos têm a clareza e a capacidade de levar o leitor a entender e a colocar em prática os conceitos abordados nesta obra.

Em contato diário com pesquisas internacionais sobre o tema, publicando textos de um número cada vez maior de autores na área, estou cada vez mais convencido da importância do marketing para a Medicina e para a melhoria da qualidade dos serviços de saúde. Essa compreensão se dá, principalmente, quando entendemos que o conceito de acolhimento e a importância do paciente ocupam hoje, merecidamente e cada vez mais, um relevante lugar de valor.

Contribuir para a divulgação dos serviços médicos e fazer com que os pacientes compreendam melhor as mensagens que os médicos e as instituições de saúde desejam comunicar: esses são os principais objetivos do livro que agora você tem em mãos. Seja em uma campanha de vacinação contra a gripe ou na divulgação de um novo serviço de uma clínica oftalmológica: em todas as situações, o resultado está diretamente subordinado à forma como desenvolvemos e colocamos em prática os conceitos que o marketing oferece. E, aos profissionais da Saúde, Alice ensina nesta obra o "caminho das pedras".

Outro ponto fundamental tratado aqui é o conceito de marca, que, ao contrário do que muitos poderiam imaginar, não se constitui apenas como um símbolo ou com a logomarca de um médico ou de uma clínica. A marca é, sim, a sua personalidade e o que o profissional, representado por ela, significa para os pacientes, para os demais médicos, para os convênios e para o público em geral. A forma como comunicamos tem impacto direto na percepção que esses públicos constroem de nós e na credibilidade que eles terão em relação ao serviço oferecido.

Essa obra se torna uma referência útil e obrigatória para todos os que desejam divulgar seus serviços de forma ética e eficaz, bem como para aqueles que entendem que o marketing médico, além de relevante e útil para aumentar a credibilidade dos serviços, é também uma excelente ferramenta para aumentar a adesão dos pacientes aos aconselhamentos médicos.

Renato Gregório

Mestre em Administração e Desenvolvimento Empresarial. Professor, pesquisador e especialista em Gestão Estratégica e Marketing voltado a Carreira Médica. Diretor da Editora DOC. Autor dos livros Marketing Médico – criando valor para o paciente e Bem-vindo, doutor.

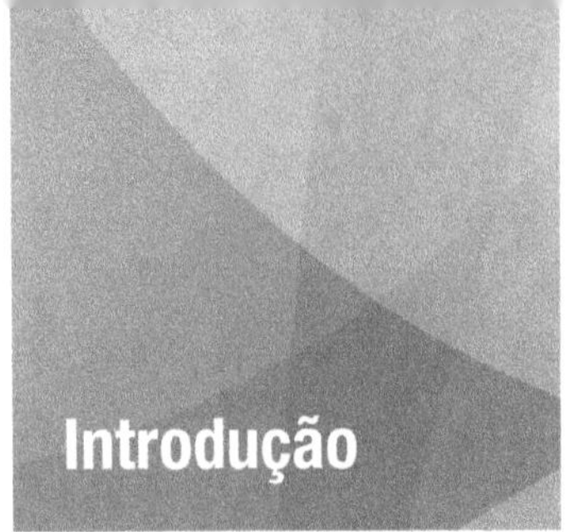

Introdução

Você é contra a automedicação?
Eu também. Por isso, escrevi este livro

Por diversas vezes, em congressos médicos para os quais fui convidada a falar sobre marketing de serviços de saúde, ao terminar minha participação, fui abordada por pessoas interessadas em conversar mais sobre marketing. Com o tempo, fui percebendo que a maior parte dos questionamentos recaía sobre aspectos relacionados à divulgação. Aqueles que vinham conversar tinham seu portfólio de serviços definido com alguma clareza. Sabiam também que não tinham poder para determinar preços quando credenciados por operadoras de planos de saúde e não tinham intenção de encontrar soluções para seus problemas mudando o endereço da clínica, por exemplo.

Basicamente, a inquietação de todos se referia a como estabelecer e a como manter contato com seus públicos de interesse. Percebi que para esses médicos o mundo da publicidade e da propaganda era indecifrável, mas ao mesmo tempo familiar, já que todos nós convivemos com os apelos de campanhas de produtos e serviços, na posição de alvo de suas investidas. O problema é que muitos médicos agem em relação à divulgação de seus serviços do mesmo modo que aquele paciente que compra o remédio que fez bem para o vizinho, esperando uma melhora daquilo que os incomoda, sem passar por uma avaliação médica, sem um diagnóstico ou sem a prescrição do tratamento.

Este livro é sobre diagnóstico e tratamento para problemas relacionados à divulgação de serviços médicos. Meu objetivo não foi oferecer um curso básico de propaganda e publicidade, mas colaborar para diálogos mais claros, oferecendo a você um pouco mais de informação sobre a arte e a técnica de divulgar um serviço de saúde, levando em consideração as determinações do Conselho Federal de Medicina (CFM) sobre o assunto.

Dividi o livro em 11 capítulos. No primeiro, busco esclarecer uma antiga confusão entre os termos marketing, publicidade e propaganda. No capítulo 2, analiso as principais ferramentas de comunicação, tecendo comentários sobre a aplicação de cada uma delas na divulgação de serviços de saúde. Também procuro oferecer informações sobre como é feita a comercialização de espaços publicitários em cada um dos meios analisados.

No capítulo 3, apresento algumas informações relevantes sobre o uso das novas tecnologias (leia-se internet) na divulgação de serviços médicos. No Capítulo 4, procuro explicar todas as dimensões de um dos patrimônios mais valorizados por qualquer empresa, mas ainda menosprezado pela maioria dos serviços de saúde: sua marca. Além dos aspectos relacionados ao desenvolvimento da logomarca, também (melhor seria dizer, principalmente) abordo as questões relacionadas à personalidade da marca.

No quinto capítulo, ofereço um roteiro bastante completo para a elaboração de um planejamento de comunicação, explicando detalhadamente o que deve ser considerado em cada parte do planejamento. No capítulo seguinte, temos dois exemplos de planejamentos que formulei para clínicas fictícias: primeiro, um serviço de médio porte; depois, um serviço de pequeno porte, que requer muito trabalho dos próprios médicos para conduzir sua comunicação.

Já no capítulo 7, faço um apanhado da regulamentação da divulgação de serviços médicos no Brasil ao longo da história, além de um resumo das principais determinações da resolução 1.974, do CFM. Por fim, no capítulo 8, ofereço algumas fontes de consulta, para quem desejar saber mais sobre o tema. No capítulo 9, listo sugestões de leitura sobre o assunto (livros, revistas e sites). No capítulo 10, listo datas comemorativas que podem ser usadas como ganchos na divulgação de serviços médicos. E no capítulo 11, temos um glossário com termos técnicos da publicidade.

Boa leitura!
Alice Selles

MARKETING, PUBLICIDADE OU PROPAGANDA?

Capítulo 1

Marketing, publicidade ou propaganda?

Afinal, de que consultórios, clínicas médicas e hospitais precisam? Para começar este livro – que se propõe a tratar de formas de divulgação de serviços médicos – acredito que a primeira coisa importante seja tentar esclarecer esses termos, que causam muitas confusões e mal entendidos.

Comecemos por *marketing*, uma palavra que está na moda. É comum ouvirmos pessoas que não são da área falando que esta ou aquela ação é "puro marketing" ou que determinada pessoa "faz seu marketing muito bem". Essa popularização infelizmente estabelece crenças que podem estar muito distantes do que seja, de fato, marketing.

1.1. O que é marketing?

O marketing surgiu a partir do momento em que as empresas perceberam que, com o aumento da concorrência, cresceu também a consciência dos clientes sobre seu poder de escolher, selecionando o que adquirir com base em seus próprios critérios, associando custos e benefícios. Ou seja, diante do surgimento da concorrência e do aumento da oferta, já não era mais possível às empresas simplesmente fabricar seus produtos e colocá-los à venda. Era preciso pensá-los não apenas sob a ótica do fabricante, mas também entendendo os desejos e anseios dos atuais e potenciais consumidores, sem esquecer-se de observar a concorrência. Vejamos algumas definições que se tornaram clássicas pela forma como sintetizam todo o universo que se esconde por traz dessa palavra importada:

"Marketing é o processo social pelo qual uma pessoa ou um grupo obtém aquilo que é objetivo de suas necessidades ou desejos, criando e trocando produtos e dinheiro com outras pessoas ou grupos".
Philip Kotler

"Marketing é criar e manter clientes".
Theodore Levitt

"Marketing é construir relacionamentos".
Marcos Cobra

Repare que as três definições enfatizam a importância do foco no consumidor e na possibilidade de se estabelecerem relacionamentos capazes de durar – mesmo que apenas na memória – mais do que um breve instante. Acredito que "fazer marketing" significa adotar uma filosofia e implementar ações que sejam capazes de transformar essa filosofia em prática, com o objetivo de se distinguir diante de um determinado público, de tornar-se **único**.

- Uma empresa pode ser "única" por oferecer preços menores;
- Uma empresa pode ser "única" por oferecer os melhores produtos ou serviços;
- Uma empresa pode ser "única" por estar localizada no melhor ponto.

Quando dizemos que fazer marketing é adotar e implementar uma filosofia, queremos ressaltar o aspecto eterno que iniciar uma vivência de marketing tem: do momento em que uma empresa se volta para a cultura de estabelecer formas diferenciadas de se relacionar com o seu público-alvo, nada mais será como antes. Nesse aspecto, "fazer marketing" é como "fazer dieta": quem já viveu os prazeres de reduzir o número do manequim sabe que descuidos excessivos não são perdoados pela balança. Nem pelo mercado.

É comum as pessoas acharem que propaganda e marketing são sinônimos. A confusão resulta do fato de que planejar e implementar uma divulgação é realizar uma ação de marketing, mas marketing não é só isso. O marketing envolve decisões muito mais amplas sobre o negócio.

1.2. O *mix* de marketing

Na década de 1950, Neil Borden (da Universidade de Havard) propôs que as áreas fundamentais do espectro mercadológico deveriam ser planejadas de forma que gerassem o máximo impacto sobre o mercado (e consequente lucro). Ele chamou o conjunto dessas áreas de *mix* de marketing. Em 1960, Jerome McCarthy publicou no livro *Basic marketing* a ideia de que o composto mercadológico ou *mix* de marketing poderia ser apresentado sob 4Ps: produto (*product*), preço (*price*), praça ou ponto de venda/distribuição (*place*) e promoção (*promotion*).

Depois dele, diversos autores buscaram outras formas de sistematizar os aspectos do marketing sobre os quais as empresas devem centrar seus esforços, com outros mix de letras, levando em consideração pontos que não teriam sido mencionados na proposição de McCarthy. Esses autores defendem que os 4Ps avaliam o mercado sob o ponto de vista da empresa, e não do consumidor de seus produtos e serviços. Para eles, os 4Ps deveriam ser descritos sobre a ótica do comprador, como 4Cs: cliente (valor para o cliente), custo menor, conveniência e comunicação.

Particularmente, acredito que o marketing, assim como muitas outras coisas mais em nossa sociedade, mudou bastante nas últimas cinco décadas. A valorização do papel das pessoas, do atendimento que é oferecido – e que muitas vezes é responsável pela manutenção de um cliente – e a evolução das formas digitais de comunicação são exemplos de mudanças que interferem diretamente no que se pensa e no que se decide sobre marketing.

É fundamental, na hora de pensar o marketing da empresa (ou mais especificamente do consultório, da clínica ou do hospital), lembrar que é preciso ver os serviços sob a ótica de seus clientes, e não de seus diretores – ou pior, das operadoras de planos de saúde.

1.3. Valor e custo

Pacientes buscam nos serviços médicos soluções para problemas de saúde que os afligem. Buscam, em primeira instância, atendimento de qualidade, capaz de cativá-los. Por outro lado, as clínicas desejam que os pacientes fiquem satisfeitos com o atendimento que recebem, voltem e falem sobre sua satisfação a outras pessoas, e que essas pessoas também se tornem pacientes fidelizados. O problema é que médicos e gestores de serviços de saúde frequentemente reclamam da dificuldade que seus serviços enfrentam para cativar pacientes. Mas por que hoje é mais difícil cativá-los?

O aumento da concorrência, aliado à sensação de facilidade de acesso que os planos de saúde oferecem (afinal, o paciente não se sente "pagando" ao buscar a opinião de outro profissional na mesma especialidade), amplia seu senso crítico, torna-o mais intolerante a pequenas falhas e chega a comprometer sua capacidade de identificar entre as diversas opções disponíveis a que de fato lhe oferece o atendimento médico que pode proporcionar uma solução para o problema que motivou a procura pelo serviço.

É preciso ter em mente que o atendimento da clínica deve ser atraente e cativante em todas as suas etapas, e não se basear apenas na competência e na perícia do médico. O atendimento oferecido por uma clínica é atraente na medida em que satisfaz as necessidades e os desejos de sua clientela. Clínicas e consultórios precisam criar e apresentar uma proposta que facilite a escolha e proporcione o máximo de valor possível aos seus clientes.

Mas o que é valor?
Valor para um paciente pode ser resumido na seguinte equação:

$$\text{Valor percebido} = \frac{\text{benefícios}}{\text{custos}}$$

Determinar valor de qualquer bem ou serviço requer que o consumidor faça uma avaliação subjetiva de um conjunto de benefícios recebidos. Levando isso para o atendimento médico, podemos dizer que o valor de uma consulta ou procedimento se compõe da percepção que o paciente tem a respeito do atendimento, sobre o contexto no qual esse atendimento é oferecido e de outras dimensões, que abrangem aspectos econômicos, técnicos e psicológicos.

Se o valor é o resultado dos benefícios recebidos sobre o que custa ao paciente obtê-los, é fácil entender que é preciso focar o trabalho de marketing de uma clínica não naquilo que seus gestores acreditam ser importante, mas sim naquilo que é percebido como importante, como um benefício, pelos pacientes.

1.3.1 - Benefício

Pode ser entendido como qualquer coisa que o paciente acredite estar recebendo na proposta de valor. Eles podem se referir a aspectos técnicos ou a aspectos relacionais. Assim, temos:

Benefícios dos serviços: confiabilidade, amabilidade e empatia dos membros da equipe, resolutividade do atendimento médico;
Benefícios emocionais e experiências: ambiente, decoração da clínica, publicidade.

1.3.2 - Custo

É qualquer coisa que os pacientes acreditem que devam dar em troca do benefício, ou seja, aquilo de que eles abrem mão para que possam receber o que desejam. Os custos podem ser monetários ou não, por exemplo:

Custo monetário (preço): o pagamento mensal do plano de saúde ou o pagamento pela consulta ou pelo tratamento;
Custo não monetário: tempo, esforço, oportunidade.

Os custos monetários são mais óbvios e nos serviços médicos, em mercados onde os planos de saúde representam a principal porta de acesso, perdem boa parte de sua importância. Serviços médicos precisam pensar, de fato, nos custos não monetários envolvidos no atendimento. Vejamos alguns exemplos:

• O não cumprimento de horários agendados, por exemplo, representa um custo para o paciente (ele abre mão de seu tempo para receber o atendimento que busca);
• A dificuldade em conseguir agendar uma consulta (seja por que é muito difícil falar com o consultório, seja por que só há agenda disponível para daqui a 60 dias): isso representa um custo;
• O chamado custo da oportunidade se refere à avaliação que o paciente faz das opções que tinha (ir a outro médico) e que perdeuao optar pelo serviço onde foi atendido.

1.3.3 - Uma conclusão óbvia

Para gerar valor, é preciso reduzir os custos não monetários e ampliar os benefícios percebidos. O conceito de valor agregado ao atendimento médico pode ser usado também no processo de adesão de pacientes a tratamentos ou, ainda, influenciar sua escolha por uma clínica e não por outra quando precisa se submeter a uma cirurgia.

Por isso, é preciso identificar diferenciais que sejam não apenas importantes para a clientela-alvo e compatíveis com o seu poder de compra (e que por isso resultam em benefícios percebidos), mas que sejam também lucrativos para a clínica.

As coisas ficam um pouco mais complicadas em função de mais um elemento: esses diferenciais precisam ser o mais exclusivos possíveis, ou seja, devem ser difíceis de serem copiados pelos concorrentes. Em suma, o processo consiste em:

• Direcionar cada serviço para um grupo-alvo de clientes, desenvolvendo atributos que atendam as suas necessidades específicas;
• Determinar a mensagem de propaganda mais adequada para atingir esses clientes;
• Concentrar-se nos meios de comunicação que atinjam de forma mais eficiente esse grupo;
• Desenvolver estratégias de preços específicas a cada grupo.

Uma vez definido o seu mercado-alvo, a clínica precisa posicionar o seu serviço nesse mercado. Isso é: conseguir que ele ocupe na mente dos clientes um lugar distinto e desejável em relação aos concorrentes. Isso pressupõe identificar possíveis vantagens competitivas – diferenciais – que permitam posicionar a proposta de valor na mente do paciente através dos serviços, do atendimento ou mesmo da marca ou da imagem da clínica.

1.3.4 - Como implementar, de maneira prática, o marketing em seu serviço de saúde

Do ponto de vista da clínica, é importante considerar três disciplinas de valor:

Excelência operacional: a clínica oferece um valor superior, liderando o setor em preço e em conveniência (atende pacientes que desejam serviços baratos, rápidos, confiáveis e de boa qualidade);

Intimidade com o cliente: a clínica agrega um valor superior, segmentando com precisão seus mercados e modelando seus serviços para atender da melhor maneira possível seus pacientes;

Liderança em serviço: a clínica oferece valor superior criando serviços cada vez mais modernos, que tornam obsoletos os dos concorrentes (atende pacientes que desejam qualidade, inovação e soluções atuais).

Para sustentar uma posição competitiva no mercado, a clínica deve ser excelente em pelo menos uma dessas três disciplinas, além de manter paridade com a concorrência nas demais. Pacientes esperam que o serviço esteja disponível da forma mais conveniente e que seja possível estabelecer um bom relacionamento, o que significa manter uma boa comunicação.

Para refletir

A edição 12 da Revista DOC traz uma matéria escrita a partir de uma publicação na revista Medical Economics, com as opiniões da consultora americana Virginia Martin, especializada na área da Saúde, sobre a fórmula do sucesso para uma carreira médica segura. A especialista dá dicas para quem quer melhorar sua prática diária de trabalho e afirma que não há chance para se construir uma "segunda" primeira impressão sobre os serviços.

Ela diz que, quando se trata da prática médica, o investimento apropriado na equipe e na tecnologia relacionada aos procedimentos do dia a dia pode aumentar a impressão que o trabalho do médico provoca e pode ajudar a isolar a clínica dos problemas econômicos e de outros fatores que estão fora do poder de controle do médico. Ela sugere que o médico invista em cinco pontos para melhorar sua interação com os pacientes:

- Equipe: contrate com cuidado, eduque o tempo todo, evolua regularmente;
- Serviço com bom atendimento é essencial;
- Recepcionistas e pacientes são responsáveis pelo marketing (recepcionistas são a linha de frente – o primeiro contato do paciente com a clínica – e pacientes satisfeitos falam bem do serviço e são a melhor forma de propaganda);
- Automatize os processos para aumentar a eficiência;
- Invista no futuro (da clínica, assegurando qualidade no atendimento e equipamentos modernos).

1.4. Ciclo de atendimento em um serviço médico

Para entender a importância do *mix* de marketing, vale a pena pensar no ciclo de atendimento em um serviço médico. Os avanços da tecnologia, o aumento da concorrência e as mudanças do perfil dos pacientes fazem com que as clínicas precisem manter-se mais atentas em relação ao mercado. O reconhecimento dessa necessidade tem como resultado a valorização do *marketing de relacionamento*, a vertente do marketing focada na criação e na manutenção de relacionamentos mais sólidos com os públicos da clínica (sejam eles clientes ou não). Adotar estratégias de marketing de relacionamento significa valorizar os aspectos do atendimento que se expressam sob a forma de confiança e de credibilidade, e que se traduzem na percepção da qualidade dos serviços.

Se a questão principal é a percepção de valor, então é preciso investir na construção da imagem da clínica, uma imagem que seja capaz de transmitir confiança e que estabeleça as expectativas que se deseja para os serviços. É preciso considerar que a construção dessa imagem não é um trabalho isolado, que possa ser baseada exclusivamente no atendimento médico. É fundamental garantir que todos os contatos do cliente com a clínica sejam de excelência. Para que a excelência desejada seja alcançada, deve-se mapear as etapas do ciclo de serviço, também chamadas de "momentos da verdade", presentes em todas as fases do contato entre o paciente e a clínica, seja presencialmente ou não. Não podemos esquecer que quem define o que é qualidade não é a clínica, mas sim os clientes a quem o serviço é prestado.

Na prestação de serviços, a qualidade assume duas dimensões: a técnica (**o que** o cliente recebe) e a funcional (**como** o cliente recebe). A qualidade técnica nos serviços médicos relaciona-se essencialmente à consulta, ao exame, àquilo que motivou a procura. Já a funcional diz respeito ao atendimento, ao ambiente e ao nível da informação prestada.

Da junção da técnica com a funcional, forma-se a qualidade percebida, o estágio final da construção da imagem.

Observe a figura 1 a seguir. Ela representa o ciclo de serviço de uma consulta oftalmológica. Repare que os momentos nos quais o paciente avalia a qualidade dos serviços de uma clínica começam a acontecer antes de sua chegada. Ao buscar informações (hoje, cada vez mais por meio da internet), ele já inicia sua avaliação, e continua a fazê-la ao chegar à porta da clínica, ao entrar nela (as evidências físicas "lhe falam" sobre o que esperar do serviço) e ao fazer seu primeiro contato com a equipe. Na sala de espera, ele observa boa parte da movimentação da clínica e tem tempo para avaliar os processos e o atendimento oferecido aos outros pacientes. Ao chegar ao consultório, ele fará o julgamento mais importante e decisivo: avaliará o médico, não no que tange à qualidade técnica (pois o paciente não tem subsídios para fazer esse tipo de avaliação), mas sim no que tange à qualidade funcional, à atenção que receberá, às explicações que lhe serão oferecidas sobre sua saúde e sobre os cuidados aos quais será submetido.

Figura 1 - Ciclo de serviço de uma consulta oftalmológica

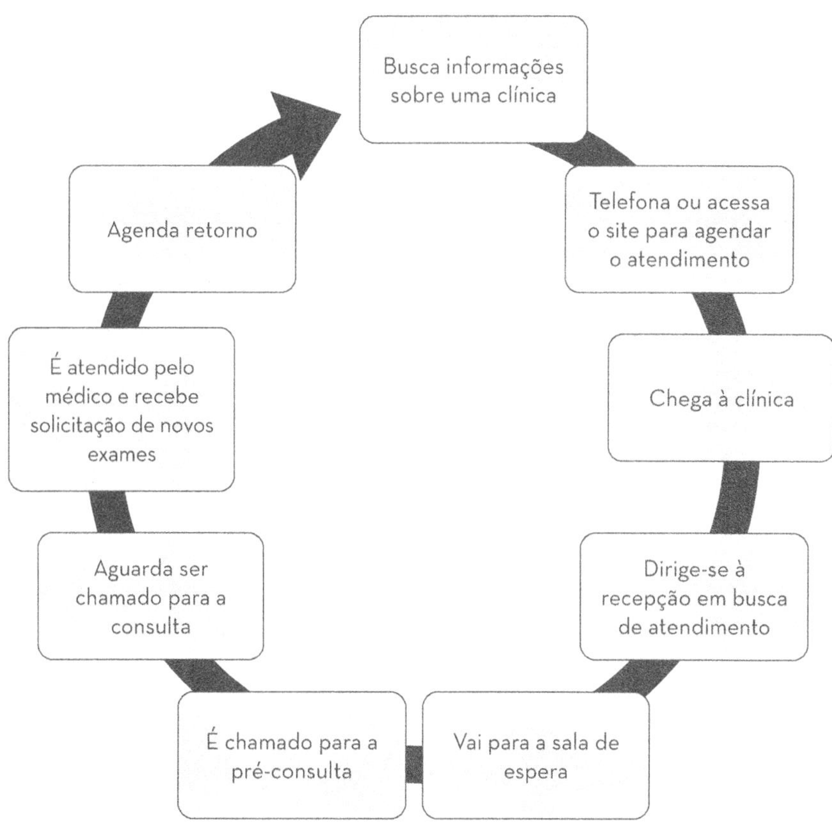

Repare que a qualificação profissional dos que lidam diretamente com os clientes é um ponto muito relevante. Mas se ilude quem pensar que mapear o ciclo de serviço e estabelecer processos é suficiente para garantir qualidade. Serviços têm uma essência humana e, como tal, refletem questões humanas, de dimensões muito maiores do que a mecanização das atividades.

A qualidade do atendimento reflete a forma pela qual os colaboradores se sentem tratados pela clínica. Por isso, antes de "olhar para fora", é preciso olhar os processos internos, a forma como os colaboradores veem a clínica e como são vistos; depois, corrigir as discrepâncias que forem encontradas para, aí sim, dar os passos necessários para projetar externamente a imagem desejada. Renato Gregório (2008) afirma que, ao pensar o marketing de serviços de saúde, por conta de suas características bastante específicas, é preciso considerar um *mix* que envolva:

Perfil: se refere à imagem, ou melhor, ao posicionamento que se deseja que a clínica ou o profissional tenha diante de seus públicos (pacientes, comunidade médica, operadoras de planos de saúde);

Processos: diz respeito à estruturação das atividades, com vistas a garantir que do início ao fim o atendimento ao paciente mantenha a qualidade desejada;

Procedimentos: diz respeito às rotinas para que o atendimento ao paciente seja satisfatório;

Pessoas: se refere à equipe (contratação, capacitação e motivação).

Mas também é preciso pensar no *mix* tradicional de marketing, ou seja, tomar decisões quanto ao itens apresentados a seguir.

1.4.1 – Produtos

São bens – materiais ou não – oferecidos ao mercado para satisfazer necessidades e desejos de um determinado público-alvo. Os produtos podem ser classificados como tangíveis ou intangíveis. Entre os intangíveis, há cinco tipos de produtos: serviços (como clínicas, agências de viagens, bancos e escolas); pessoas (como atletas, médicos, dentistas e políticos); locais (como destinos turísticos, cidades produtoras e polos de pesquisa); organizações (como sociedades médicas, organizações não governamentais e associações); e ideias (como o antitabagismo, o combate à violência sexual e o combate ao comércio de armas).

Serviços são experiências, que variam em função de diversos aspectos, inclusive da predisposição de quem o recebe. Toda empresa busca oferecer produtos diferenciados, que se sobressaiam diante da concorrência e que despertem a preferência dos consumidores. Todo produto que não consegue se diferenciar vira uma commodity, um produto "em marca" que os consumidores podem substituir facilmente, sem nenhum problema. Se o atendimento em um consultório ou clínica é exatamente igual ao oferecido por outros, o paciente não tem nenhuma dificuldade em substituí-lo. Criar uma diferenciação relevante para o paciente é fundamental para o sucesso de um serviço de saúde. Todo serviço tem uma hierarquia de valor para quem o recebe. Essa hierarquia é composta por:

Benefício-núcleo: é aquilo que efetivamente satisfaz as necessidades do cliente. Um paciente que vai a um dermatologista, por exemplo, pode ir em busca de solução para manchas na pele;

Serviço genérico: é aquilo que o cliente encontrará em qualquer concorrente que procure. Por exemplo: ao marcar a consulta, o paciente espera ser atendido por um profissional qualificado, no horário marcado;

Serviço esperado: é o serviço genérico mais cuidado. Como exemplo, ao chegar à clínica, o cliente percebe uma atenção maior do que o normal com seu atendimento, oferecido em ambiente que supera as suas expectativas.

Serviço potencial: são valores agregados aos serviços oferecidos. No caso do serviço de Dermatologia, por exemplo, pode ser representado pelo oferecimento de um kit com produtos para que o paciente possa cuidar de sua pele após a realização do tratamento que motivou a procura.

Ainda no que se refere ao produto, é preciso considerar outros aspectos:

• Marca (que é um dos temas do capítulo 3 deste livro);
• Qualidade: é possível utilizar indicadores extraídos de pesquisas de satisfação e e-mails para receber mensagens dos pacientes. Mas é claro que esses indicadores precisam bem utilizados.

Questione-se!

Em sua clínica, qual o destino dado aos questionários respondidos pelos pacientes?
(   ) São entregues pelos pacientes às recepcionistas.
(   ) São deixados lá, para que a caixinha onde são depositados fique cheia e isso estimule mais pacientes a responder o questionário.
(   ) São recolhidos mensalmente, mas não sei que destino têm.
(   ) São recolhidos pelos diretores semanalmente e respondidos de imediato.

As pesquisas de satisfação são excelentes instrumentos de avaliação da satisfação dos pacientes, desde que recebam a condução adequada. Sempre que um paciente escreve uma queixa, ele está oferecendo à clínica a oportunidade de corrigir o problema e manter o relacionamento. Se ele não recebe resposta, irrita-se e interrompe o tratamento.

Lembre-se: um paciente não escreve uma queixa sobre o atendimento da recepcionista se tiver que entregar o papel a ela.

1.4.2 – Preço

Ao contrário dos outros três componentes do *mix* de marketing, o preço gera dinheiro, e não despesas. Em outros setores, as empresas buscam elevar seus preços com base no valor que seus produtos ou serviços têm para seus clientes. Os consultórios privados que trabalham credenciados a planos de saúde não têm basicamente nenhum poder sobre a questão dos preços. Se quiserem lucrar com o valor percebido de seus serviços, precisam investir em um consultório particular (e enfrentar uma expectativa sobre os serviços muito mais elevada, afinal, tais pacientes têm convênios, mas se dispõem a pagar para serem atendidos por um profissional que consideram diferenciado).

Um exemplo interessante

Conheci há algum tempo um cardiologista que me contou que desejava atender pacientes particulares, mas que considerava que o volume desses pacientes não manteria sua estrutura: uma clínica muito bem montada em um ótimo endereço na capital paulista. Ele também percebia que alguns de seus pacientes, com poder aquisitivo mais elevado, apesar de possuírem planos de saúde, pagavam para receber atendimento diferenciado em outras clínicas.

Com a cabeça focada no problema, ele começou a prestar atenção naquilo que ouvia de seus pacientes. Certo dia, um deles lhe falou sobre a dificuldade de conseguir espaço em sua agenda para ir ao médico e sobre como seria bom se pudesse fazer seu *check-up* nos sábados.

Então, ele montou um planejamento para atender seus pacientes particulares aos sábados, em um horário diferenciado (entre 10 e 14 horas). Neste dia, o serviço conta com um garçom, que oferece café, água e chá aos pacientes. A TV é ligada a um vídeo e exibe shows, bem ao gosto da clientela, basicamente formada por executivos. Sua agenda está lotada!

1.4.3 – Ponto

Assim como os outros componentes do *mix* de marketing, o que chamamos de praça ou ponto se refere a todo um conjunto de elementos que objetivam tornar o serviço disponível ao cliente onde e quando ele desejar utilizá-lo. Para que uma clínica defina suas estratégias quanto ao ponto, precisa primeiramente saber como os clientes escolhem os serviços de saúde. As pessoas normalmente escolhem seus "fornecedores" por três critérios distintos:

Conveniência: quando o cliente procura por um serviço sem que a marca seja um fator relevante. São geralmente serviços de preço baixo, que precisam contar com uma excelente distribuição, para que estejam ao alcance no momento que se deseja. Os prontos atendimentos podem ser classificados como serviços de conveniência, já que serão escolhidos em virtude da proximidade e demais condições de acesso quando ocorre alguma emergência;

Comparação: serviços são selecionados por comparação quando o cliente avalia preço, serviço agregado, condições de pagamento, confiabilidade, segurança etc. A maioria dos serviços de saúde é escolhida por comparação. Mesmo que o cliente utilize seu plano de saúde (e com isso tenha a sensação de que não está pagando por ele), faz comparações. As comparações nos serviços de saúde muitas vezes ocorrem a partir da indicação de outras pessoas que já usaram os serviços e ainda da recomendação de outros médicos (formadores de opinião);

Especialidade: é o maior grau de comparação. É quando se busca um serviço de muita complexidade ou mesmo de especialização. O exemplo mais comum em serviços de saúde é o esforço (financeiro e de locomoção) para ouvir a opinião de um profissional com renome internacional.

Saiba mais

Brasil desponta como opção para turista-paciente do exterior
O turismo médico é um nicho que movimenta cifras bilionárias anualmente com a promoção de viagens voltadas para tratamentos de saúde no exterior
(publicado originalmente no Portal Terra, em 13 de setembro de 2012)

Todo ano, milhões de turistas do mundo inteiro arrumam as malas com destino a México, Costa Rica, Índia e Tailândia. No entanto, aproximadamente 5 milhões deles não orientam a viagem em função das famosas praias e paisagens paradisíacas, mas para aproveitar os benefícios de centros hospitalares reconhecidos internacionalmente, aparatos tecnológicos avançados e, de quebra, custos mais vantajosos na execução de procedimentos cirúrgicos. Os países citados figuram entre os destinos mais requisitados para o turismo médico, nicho que movimenta anualmente cifras bilionárias com viagens voltadas para tratamentos de saúde. O próprio Brasil já ocupa uma posição privilegiada no ranking, mas ainda carece de investimentos em marketing para atrair mais turistas-pacientes.

As estatísticas do setor se encontram apoiadas em um terreno movediço, com razoáveis diferenças entre as estimativas das consultorias e sem a divulgação das quantias movimentadas. Segundo a Patients Beyond Borders, que calculou o fluxo anual de turistas citado acima, o mercado é próximo de US$15 bilhões anuais. Mas para Jorge Curi, cirurgião-geral do Hospital de Clínicas da Unicamp (SP) e ex-presidente da Associação Paulista de Medicina, os números chegam a US$60 bilhões por ano. A oferta de serviços e profissionais qualificados por preços mais econômicos é um dos fatores atrativos do meio: nas tabelas da Associação de Turismo Médico dos Estados Unidos, em 2011, uma cirurgia de ponte de safena, com gastos em passagem e hospitalares incluídos, saía por US$144 mil no país – enquanto era realizada por US$27 mil na vizinhança mexicana e por apenas US$5,2 mil na Índia.

Ainda assim, quem se dispõe a sair do país em busca de cuidados médicos está de olho em outras variáveis. "Há uma série de fatores correlatos que também influenciam, como o oferecimento de especialidades para um problema específico, possibilidade de levar acompanhantes, estabilidade econômica, diversidade cultural e clima, no caso do Brasil", afirma Curi, comentando que também podem ser enquadradas como turismo médico as viagens de tratamento complementar em termas, *resorts* e spas.

A qualidade dos procedimentos, a segurança do destino e o apoio logístico também determinam o local de tratamento. "Os destinos mais procurados dependem dos países de origem dos pacientes. Por exemplo: os norte-americanos procuram principalmente México, Costa Rica e Tailândia; já os ingleses preferem Turquia, Hungria, Espanha e Índia; e os russos procuram Alemanha, Espanha e Israel", conta Alex Lifschitz, acionista e fundador da Sphera Internacional, multinacional prestadora de serviços a empresas relacionadas às atividades do setor.

Brasil ainda necessita de divulgação no cenário internacional

Segundo dados da Embratur, cerca de 30 mil turistas vieram ao Brasil em 2008 por motivo de saúde. Além da acreditação de complexos hospitalares nacionais no exterior, em especial os das regiões Sul e Sudeste, estima-se que o valor dos procedimentos médicos em geral no país represente um desconto de 25% a 40% em comparação aos Estados Unidos. A grande vedete das especialidades oferecidas no país é a Cirurgia Plástica reconstrutiva, reconhecida como uma das mais qualificadas do mundo.

Outros destaques são Cirurgia Bariátrica, Ortopedia, Oftalmologia, Dermatologia, Cosmetologia e Medicina do Esporte, embora Lifschitz acredite que essas áreas ainda possuem expressão internacional muito pequena. "O turismo médico no Brasil é mercado certamente promissor, mas ainda incipiente se compararmos com outros países receptores de pacientes. Mesmo na área de Cirurgia Plástica, se houvesse um trabalho mercadológico para promover o Brasil no exterior, sua representação no cenário mundial seria muito superior à atual", afirma o executivo.

No entanto, Jorge Curi aponta uma tendência de aumento em torno de 35% no setor em comparação aos países estrangeiros, tanto pela aprovação do tratamento pelos turistas quanto pela visibilidade do país lá fora por conta de eventos como a Copa do Mundo. "A tendência do mundo hoje é intercâmbio e, com a facilitação da comunicação pela internet, o conhecimento de centros acreditados chega mais facilmente à população", afirma.

Para os serviços de saúde que podem ser classificados como de escolha por conveniência, o ponto é o item do composto de marketing de maior relevância, mas os demais, principalmente o serviço e a qualidade do atendimento, não podem ser desprezados.

A decoração e o ambiente físico onde o atendimento é oferecido podem fazer toda a diferença para clientes que escolhem o serviço por comparação. Além de atender a todas as normas da Vigilância Sanitária, o ambiente precisa colaborar na formação da imagem do serviço oferecido. Se uma clínica quer cultivar uma imagem de tradição e nobreza, deve buscar organizar seu ambiente interno de forma bastante diferente de outra, que deseja associar sua imagem a modernidade e arrojo.

Alguns estudos associam o ambiente físico ao tipo de clientela que se deseja atrair e manter. Por essa ótica, os consumidores de classes mais modestas se intimidam diante de um ambiente luxuoso e preferem buscar outro serviço onde a praticidade predomine. Um serviço de saúde com foco em uma clientela mais popular deverá estar mais atento aos serviços de transporte coletivo na região do que à disponibilidade de estacionamento, por exemplo.

Ainda sobre o ponto, é fundamental garantir que o acesso dos clientes não seja dificultado. Serviços com uma clientela composta em sua maioria por idosos ou pessoas com dificuldade de locomoção requerem a instalação de rampas, corrimãos fortes e sinalização de mais fácil visualização. Disponibilidade de local para estacionamento e marcação de vaga para parada de ambulância podem ser necessárias.

Um exemplo interessante

Uma clínica oftalmológica da capital baiana, percebendo que uma grande parte de sua clientela era formada por pacientes idosos, que precisam periodicamente passar períodos longos no serviço realizando exames, e que isso representava um transtorno para filhos e netos que os acompanhavam e, com isso, perdiam boa parte de um dia de trabalho ou de estudos, contratou os serviços de uma cooperativa de táxi para fazer o transporte desses pacientes.

O paciente, ao agendar os exames, é informado sobre o serviço oferecido gratuitamente (dentro de alguns parâmetros). O resultado é que, além de pacientes encantados, a clínica mantém uma excelente rentabilidade em seu centro de diagnósticos, já que lá são realizados exames de pacientes atendidos por médicos do próprio serviço e também pacientes de médicos externos, que receberam comunicação sobre a comodidade oferecida. Apesar dos gastos com o táxi, a clínica garante que a margem deixada pelo conjunto de exames é bastante satisfatória.

1.4.4 – Promoção

Chamamos de promoção as ações de comunicação destinadas a estimular as pessoas a tomar conhecimento dos serviços da empresa. As principais ferramentas de comunicação usadas são: a propaganda, a promoção de vendas, as vendas pessoais e as relações públicas (o uso de cada uma dessas ferramentas pelos serviços de saúde será analisado nos capítulos 2 e 3).

Ao investir em divulgação, tem-se como objetivo construir uma imagem favorável na mente dos clientes atuais e potenciais, de forma que o serviço seja colocado entre os elegíveis para atender as necessidades dos clientes. É claro que a opinião de um potencial cliente não se faz exclusivamente sobre a forma como a empresa divulga seus serviços. Suas experiências anteriores (no próprio serviço e em outros) e as recomendações de outras pessoas também interferem na formação dessa imagem.

Na área da Saúde, talvez este seja um dos aspectos do *mix* de marketing que mais sofreu mudanças nos últimos anos. Até a década de 1970, pacientes chegavam aos serviços médicos por meio da indicação de outros pacientes. Os livros e sites de planos de saúde mudaram essa questão: a seleção dos médicos passou a ocorrer através desse crivo, que corrobora – ou não – as indicações. O crescimento do poder das redes sociais também alterou toda a lógica da comunicação entre serviços de saúde e pacientes, pois não é mais possível ignorar que informações favoráveis ou não sobre os serviços circulam nas redes, mesmo que os gestores da clínica acreditem que a melhor maneira de não se expor aos comentários críticos seja manter-se "longe" da internet (pura bobagem: a única coisa que se pode conseguir com essa atitude é não ter ciência dos comentários, que podem ser muito importantes para aperfeiçoar os serviços e descobrir o que é valorizado pelos pacientes).

Na elaboração de uma estratégia de promoção para serviços, a ênfase deve estar sempre no benefício que será proporcionado. Como os serviços de saúde são individualizados, já que variam de acordo com a necessidade de cada cliente, é necessário que seja criada uma forte imagem do profissional (ou clínica), pois é através dessa imagem que o consumidor é capaz de visualizar, no momento da necessidade de uso, o profissional (ou serviço) que deverá atender as suas expectativas.

Os próximos capítulos desse livro são inteiramente dedicados a essa questão. Dito isso, voltemos aos termos publicidade e propaganda, citados brevemente no início deste capítulo.

1.5. Publicidade e propaganda

Publicidade deriva do latim *publicus*, que designa o que é público e as ações que objetivam fazer com que um fato ou uma ideia seja do conhecimento de todos. A palavra *propaganda* tem uma origem religiosa. Armando Santana (2009) afirma que o termo vem de 1597, quando o Papa Clemente VII fundou a Congregação da Propaganda, com o objetivo de propagar a fé católica pelo mundo. A palavra deriva do latim *propagare*, associada a técnicas de plantio e de reprodução de mudas por meio da imersão em solo. Por sua origem, propaganda sempre foi associada à ação de convencimento, da propagação de doutrinas religiosas ou políticas.

Alguns autores afirmam que os termos publicidade e propaganda se transformaram em sinônimos no Brasil por ocasião das primeiras traduções de artigos e livros da área para o Português. O termo inglês *adversiting* foi entendido como propaganda, quando na verdade designa uma ferramenta de marketing para buscar a divulgação de um produto por meio de veículos de comunicação, naquilo que chamamos de espaços publicitários. No *advertising*, temos um patrocinador identificado (o anunciante) e um objetivo claro de seduzir e tornar público, levando o público-alvo a uma atitude favorável em relação a um produto ou serviço.

Advertising para os americanos, *publicité* para os franceses, *publicidad* para os espanhóis, *publicità* para os italianos. Para todos eles, o termo está relacionado à comunicação política, cívica ou religiosa. No Brasil é que as coisas se confundem um pouco. Tanto assim que o Conselho Executivo das Normas Padrão (Cenp), entidade criada pelo mercado publicitário para zelar pela observância das Normas-Padrão da Atividade Publicitária, documento que define critérios de condutas e regras para as práticas comerciais entre os agentes da publicidade brasileira (veículos, agências, clientes e produtoras), coloca os termos como sinônimos na conceituação:

"Publicidade ou propaganda é, nos termos do artigo 2º do decreto 57.690/66, qualquer forma remunerada de difusão de ideias, mercadorias, produtos ou serviços por parte de um anunciante identificado".

E determina que:

"Agência de publicidade ou agência de propaganda é, nos termos do artigo 6º do decreto 57.690/66, empresa criadora/produtora de conteúdos impressos e audiovisuais especializada nos métodos, na arte e na técnica publicitárias, através de profissionais a seu serviço que estudam, concebem, executam e distribuem propaganda aos veículos de comunicação, por ordem e conta de clientes anunciantes, com o objetivo de promover a venda de mercadorias, produtos, serviços e imagem, difundir ideias ou informar o público a respeito de organizações ou instituições a que servem".

Saiba mais

Descrições das Cnaes – Classificação Nacional de Atividades Econômicas

Cnae 7311-4
Agências de publicidade: engloba as atividades de criação e produção de campanhas de publicidade para qualquer finalidade, para veiculação em quaisquer tipos de veículos de comunicação; colocação, em nome de clientes, de material publicitário em jornais, revistas, rádio, televisão, internet e em outros veículos de comunicação; representação de veículos de comunicação para venda de tempo ou espaço de publicidade a clientes; e prestação de serviços para *merchandising* em rádio e televisão.

Cnae 7319-0
Atividades de publicidade não especificadas: engloba as atividades de criação de estandes para feiras e exposições, distribuição ou entrega de material promocional/serviços de *fullfilment* (panfletagem, entregas de brindes etc.), marketing direto, consultoria em publicidade e outros serviços de publicidade.

Se marketing parece outro universo para profissionais da Saúde (que durante sua formação não foram apresentados às questões administrativas, embora elas façam parte de sua atuação profissional na clínica privada), com a publicidade e a propaganda, as coisas são um pouco diferentes: sabemos que no coração de cada brasileiro habita um técnico de futebol. Com um pouco mais de timidez, lá habita também um publicitário, um ser criativo com ótimas ideias de comerciais para TV e anúncios para revistas.

O problema é que o publicitário que mora em cada um de nós é um jogador de pelada, de um time de várzea. Não porque lhe falte talento, mas, sim, formação, conhecimentos e dedicação a essa área. Para não frustrar sua veia criativa, nem tampouco deixar que seu amadorismo comprometa a comunicação de sua clínica e sua carreira (já que foi à Medicina que ele decidiu se dedicar), o médico pode contar com profissionais de comunicação para gerenciar e executar esse trabalho. Mas sem saber nada sobre esse "universo paralelo", o médico muitas vezes se sente inseguro com as propostas que recebe para divulgação de seu serviço e pode ser induzido a escolhas equivocadas, que geram frustração e descrença quanto à importância da comunicação para o seu serviço.

Como já disse na introdução, este livro não tem a proposta de ser um curso rápido de formação de "médicos-publicitários", mas tem a pretensão de desmistificar alguns pontos e também mostrar como algumas decisões são complexas. Hoje, é muito mais comum falarmos em comunicação integrada, ou seja, na comunhão entre os esforços de divulgação e as ações de marketing do que em propaganda e publicidade isoladamente. Até as agências de publicidade e propaganda estão repensando seu papel e alterando o leque de serviços que oferecem aos seus clientes, para oferecerem serviços mais completos.

1.5.1 – Agências de publicidade e propaganda

De acordo com Armando Sant'Anna (2009):

> *"Agências de propaganda são empresas especializadas no aconselhamento e na assistência ao cliente em seus desafios de comunicação com o mercado". Elas surgiram como um desdobramento dos serviços dos corretores de anúncios, ainda no século XIX na Europa e nos Estados Unidos. A primeira agência em território brasileiro só foi fundada no início do século seguinte".*[1]

Ainda hoje, embora em minha opinião com os dias contados, predomina um modelo de agências focado no negócio da propaganda, ou seja, planejamento, criação, execução e avaliação de campanhas publicitárias de massa. Armando Sant'Anna também afirma que quanto ao perfil de atuação das agências, encontramos hoje duas tendências:

Agências de comunicação integrada: que se propõem a desenvolver um planejamento de comunicação estratégico, contemplando sinergicamente as principais ferramentas de comunicação com o mercado. Essas agências desenvolvem planejamentos mais sofisticados e acompanham a implementação e o controle das ações planejadas;

Agências especializadas: por ferramenta (propaganda, promoção, merchandising, web etc.) ou por segmento (marketing em saúde, por exemplo). São agências que procuram ter

---

[1] De acordo com Armando Sant'Anna (2009), esta agência foi a Eclética Publicidade, entre 1913 e 1914.

um conhecimento mais profundo sobre as características mais específicas de seu mercado. Elas atuam como verdadeiras consultorias de seus clientes. Independente do perfil de atuação, as agências basicamente têm os seguintes departamentos:

Atendimento: que faz a interface entre o cliente e a agência, trazendo para esta os problemas de comunicação enfrentados pelo primeiro;

Planejamento: que recebe as informações do planejamento e elabora um plano para o desenvolvimento da campanha;

Criação: que recebe do planejamento as orientações necessárias e desenvolve as peças da campanha;

Mídia: que avalia as melhores oportunidades para fazer com que a mensagem publicitária chegue até seu destinatário e negocia com os veículos os custos das inserções publicitárias;

Produção: que acompanha a execução das peças, como impressões dos trabalhos gráficos e gravação e edição de filmes;

Administração: responsável pela gestão da agência.

Algumas agências são bem pequenas e trabalham com o acúmulo de funções por cada profissional (por exemplo: quem atende planeja e cuida da mídia e quem cria cuida da produção). Também há agências com mais de 200 funcionários e ainda as multinacionais, que atendem os mesmos clientes e cuidam das mesmas marcas em vários países.

1.5.2 – Propaganda e venda

Philip Kotler (2003), em *Marketing de A a Z*, afirma que a missão da propaganda é uma ou mais entre as quatro seguintes:

Informar: quando se lança um novo produto ou serviço;

Persuadir: quando se deseja estimular a experimentação dos serviços, vencer resistências advindas de crendices ou defender as qualidades de uma nova tecnologia;

Lembrar: quando o produto ou o serviço já é tradicional;

Reforçar: quando se usa a propaganda com o objetivo de corroborar na mente do consumidor de que ele fez a escolha certa ao optar por uma determinada marca.

Os anúncios basicamente desenvolvem a conscientização quanto ao produto; em alguns casos, o conhecimento sobre o produto; com menos frequência, a preferência pelo produto; e, mais raramente, a compra do produto, já que não são capazes de fazer isso sozinhos. O *mix* de marketing será responsável por garantir que as promessas da propaganda encontrem eco nos produtos e serviços.

Kotler (2003) é bastante enfático ao sugerir que as empresas questionem-se quanto à necessidade de investir em propaganda[2]:

---

[2] Philip Kotler, livro *Marketing de A a Z*, página 193.

"As empresas devem formular a seguinte pergunta antes de recorrer à propaganda: será que a propaganda gerará mais satisfação para os clientes do que a utilização da mesma verba para o desenvolvimento de produtos melhores, para o aprimoramento dos serviços da empresa ou para a criação de experiências mais intensas com a marca"?

Concordo parcialmente com o autor. De fato, de nada adiantará investir em uma campanha que traga mais pacientes para a clínica se ao chegarem lá os mesmos ficarem decepcionados com o serviço que recebem ou com a desorganização reinante. A propaganda nos grandes meios de comunicação de massa pode e deve ser usada com o objetivo de divulgar novos serviços ou de estimular os cuidados com a saúde junto a públicos que não conhecem a clínica ou sua especialidade. Mas de nenhuma forma pode ser esquecido o aspecto global da comunicação. Não se faz comunicação de serviços médicos focando-se apenas em potenciais novos pacientes. É preciso manter uma comunicação sistemática com todos os seus públicos, inclusive o interno (equipe médica e demais colaboradores).

Então, ao pensar a comunicação do serviço de saúde, será fundamental pensar em muito mais do que apenas as chamadas mídias convencionais ou de massa, como TV, rádio, jornal, revista e *outdoor*. Precisamos pensar a comunicação sistemática da clínica ou hospital, de modo que sua marca se mantenha na mente do público-alvo. Teremos que pensar também na divulgação pontual de algum novo exame ou na alteração de endereço ou, ainda, no anúncio de uma nova especialidade. Para isso, é importante conhecer os diferentes tipos de campanhas de divulgação e seus usos em serviços de saúde:

Campanha institucional: é aquela que tem por objetivo criar, manter ou alterar na mente do público-alvo uma atitude favorável em relação à marca. Esse tipo de campanha se caracteriza por ser perene. Envolve toda a instituição e usa várias ferramentas de marketing direto e de marketing de relacionamento. Não precisa necessariamente utilizar veículos tradicionais de mídia de massa.

Campanha de lançamento: é aquela realizada para divulgar a inauguração de uma nova unidade ou o lançamento de um novo serviço. Para que consiga atingir seus objetivos (atrair novos usuários para o novo serviço ou unidade), requer muitas inserções em mídias convencionais (claramente selecionadas em função do público que se deseja atingir), além de ações de marketing direto.

Campanha de relançamento: é a campanha que busca reativar o interesse do público por um determinado serviço, em função da queda da procura (o que pode ocorrer, por exemplo, em função da inauguração de um novo concorrente nas proximidades de seu serviço). Como seu objetivo é reconquistar a confiança e restabelecer a fidelidade, ela requer maior investimento nas ações de marketing de relacionamento do que nas mídias convencionais.

Campanha de sustentação: é aquela usada para manter a mensagem na mente do público-alvo. Como o público já foi apresentado à novidade com a campanha de lançamento, é possível reduzir o volume de inserções na mídia e ainda as ações de marketing direto. Entretanto, é preciso adotar novas abordagens, para evitar o desinteresse do público-alvo.

Armando Sant'Anna (2009) diz:

"Uma das fragilidades mais comuns em um esforço de comunicação é a possibilidade de colocar no ar uma campanha perfeita, completa, que incentive os potenciais consumidores a considerarem a compra, mas havendo na empresa ou no ponto de venda conteúdos e discursos muito diferentes daquilo que foi prometido na propaganda. A campanha oferece atendimento e valor de cliente, e o 'candidato a consumidor' somente encontra desinformação e confusão nos valores da marca, seja no site, no telefone, no atendimento direto ou na revenda. Ora, sabe-se que, ao levantarmos uma expectativa positiva na campanha, colaboramos para sensibilizar o futuro consumidor a esperar, no mínimo, que as suas expectativas sejam atendidas.

Isso deve obviamente começar a ocorrer antes da compra e em cada momento de contato com a marca. E, também, durante e após a compra, por todas as formas de suporte e relacionamento pós-venda, seja em orientações, garantias, assistências, reposições, trocas, extensões etc. O ideal é renovar a confiança em todos os momentos, de uma maneira clara e coerente. Assim, a cada contato com a marca, ele encontra a mesma identidade, mesmo que ela se apresente com temas diferentes.

Por isso, quando se pensa em um anúncio ou em uma campanha, deve-se considerar como essa ação se encaixa, se integra na comunicação total da organização. Tal preocupação deve ser cuidada constantemente por todos que atuam com a comunicação da empresa, mas tem sua instância maior naquele que gerencia a comunicação da organização".

Como é possível perceber, o autor enfatiza que a comunicação não só deve estar a serviço do marketing, como também a importância de que a mesma seja uma preocupação de todos os que atuam na comunicação da empresa, o que nos serviços de saúde corresponde a todos aqueles que mantêm algum contato – presencial ou não – com os clientes (considerando-se aqui todas as pessoas com as quais a empresa se relaciona).

Falamos em campanhas e também na importância de fazer da comunicação uma atividade sistemática e constante nos serviços de saúde. Você está sendo levado a pensar no fato de que comunicação é algo bem mais amplo do que apenas fazer propaganda, já que tudo em sua clínica fala sobre seu serviço: desde o atendimento telefônico até o uniforme de suas atendentes. Mas é claro que você já pensou em anunciar na TV ou em uma revista. Talvez já tenha até recebido a visita de um contato comercial de um desses veículos e se chocado com os preços de algumas inserções publicitárias.

Como essa não é sua área de formação, provavelmente tenha se sentido um pouco perdido para escolher onde investir. Muito provavelmente, guarda uma experiência ruim – sua ou de um colega – que fez um investimento em divulgação, colocando um comercial na TV ou panfletando pelas vizinhanças, e que não tenha obtido um retorno que justificasse o investimento. Infelizmente, essa experiência negativa basicamente é resultado de dois fatores (em comunhão ou isoladamente):

• A falta de conhecimento sobre o assunto pode levar a escolhas equivocadas (seleção de meios, veículos e períodos de campanha);

• Ações isoladas, desconexas, usadas para "apagar incêndios", do tipo "queda do movimento", não conseguem oferecer os resultados ansiados.

Então, vamos entender alguns pontos importantes:

Pegue alguns anúncios de seus concorrentes ou de serviços similares ao seu em outras cidades e exercite seu olhar crítico sobre eles:

1. Qual é a principal mensagem que se extrai desse anúncio?

2. Aparentemente, o que o anunciante quer que se saiba e que se faça ou em que pretende que se acredite?

3. Qual a probabilidade de que esse anúncio influencie o destinatário a executar a ação sugerida?

4. No anúncio, o que funciona bem e o que funciona mal?

5. Quais os sentimentos suscitados pelo anúncio?

6. Qual é o melhor meio para alcançar o destinatário com essa mensagem – onde é mais provável que os destinatários a percebam e prestem atenção a ela?

1.5.3 – Meio ou veículo publicitário?

Usamos a palavra *meio* para designar um grupo de mídias que reúne as mesmas características de forma de contato com o público, enquanto a palavra *veículo* é empregada para designar especificamente cada uma dessas formas. Assim, TV, revista, jornal e *outdoor* são meios, enquanto Globo, Band, SBT, *Veja* e *Folha de São Paulo* são veículos. De acordo com Armando Sant'Anna, os meios podem ser assim classificados:

• Meios visuais (para serem lidos ou vistos): imprensa (jornais, revistas e periódicos especializados); *outdoor* (cartazes, painéis e luminosos); mobiliário urbano (equipamentos de utilidade pública com espaços para mensagens comerciais e/ou patrocínio, como placas de orientação/sinalização, relógios, marcadores de temperatura, abrigos de ônibus etc).

• Meios auditivos (para serem ouvidos): rádios e serviços de alto-falante.

• Meios audiovisuais (para serem ouvidos e vistos): televisão, cinema e internet.

• Meios interativos: novas mídias, que buscam promover a participação do público-alvo para que a mensagem seja transmitida, embora também seja possível ter uma mensagem interativa em outros meios – internet e mídias digitais.

Ao iniciar o trabalho de planejamento de uma campanha de divulgação, é preciso ter em mente o perfil de seu público-alvo (formado pelos potenciais usuários de seus serviços). Só a partir de seu conhecimento é possível estabelecer os veículos mais apropriados para difundir a mensagem. Afinal, de nada adiantará uma bela peça publicitária se a mensagem não chegar até seu destino, ou seja, o público-alvo de sua ação.

Marketing, publicidade e propaganda são tão confundidos porque a divulgação é o que há de mais vistoso nas atividades de marketing. Uma boa campanha é muito importante para tornar conhecido um novo produto ou serviço ou para lembrar ao público uma determinada marca. Mas, por ser o que mais aparece, a propaganda costuma ser tomada como o mais importante ou mesmo o único elemento de marketing. Isso é um erro: uma boa campanha publicitária não funciona sem um trabalho prévio de desenvolvimento de um bom produto, algum grau de conhecimento dos consumidores, um bom ponto ou uma rede de distribuição e a fixação correta do preço.

Se pensarmos que para convencer alguém de alguma coisa, de modo a gerar uma atitude positiva em relação a um serviço, é preciso torná-lo público, conseguimos entender porque no Brasil é tão comum ouvir falar em publicidade e propaganda juntas, como se um termo complementasse o outro. É por isso que vamos adotar essa designação neste livro.

1.6. Marketing, publicidade e propaganda de serviços médicos

Agora que discutimos um pouco os termos e suas origens, cabe pensar na pergunta que abre este capítulo: o que serviços de saúde interessados em ampliar seu volume de procedimentos e sua clientela devem usar: marketing, publicidade ou propaganda? A resposta, em apenas uma palavra, é: TODOS!

Mas a questão crucial é: como? Pode um serviço de saúde usar as mesmas ferramentas e táticas que uma empresa de outro segmento? É possível, atendendo às determinações das entidades que regulamentam o exercício da Medicina no Brasil, fazer uma ampla divulgação dos serviços oferecidos? Não!

As normas estabelecidas pelas legislações que se cruzam em suas áreas e atribuições – e que serão objeto do capítulo 6 – determinam limites ao quê e a como podem ser planejados e anunciados os serviços de saúde.

FERRAMENTAS DE COMUNICAÇÃO E A DIVULGAÇÃO DOS SERVIÇOS DE SAÚDE

Ferramentas de comunicação e a divulgação dos serviços de saúde

Neste capítulo, você será apresentado a coisas que já conhece como leigo: os meios de comunicação usados para divulgação de produtos, empresas e serviços. Afinal, somos diariamente bombardeados por informações e sugestões de compra, envolvidos por excelentes, boas, regulares e péssimas campanhas publicitárias. Mas verá essas questões sob uma ótica um pouco mais técnica, porque a questão aqui é que nem tudo que dá certo na divulgação do lançamento de um novo modelo de automóvel serve para divulgar serviços de saúde. Não só porque há toda uma regulamentação específica para serviços de saúde, como também pelas questões relacionadas à imagem que se deseja dar ao serviço (ninguém deseja ver seu trabalho como médico sendo divulgado como uma promoção de uma rede de lojas de eletrodomésticos).

2.1. Quando, onde e por quanto tempo?

A divulgação dos serviços de saúde não é mais uma opção. Nos tempos atuais, um consultório, uma clínica ou um hospital precisa manter contato sistemático e criteriosamente planejado com seus públicos (tanto seus públicos internos: colaboradores e médicos que usam as instalações do serviço para realizar seu trabalho; quanto externos: pacientes, acompanhantes, potenciais indicadores dos serviços e contratantes). Isso significa que é necessário escolher como, quando, o quanto e o que dizer a cada um dos públicos com quem se precisa comunicar.

Pensar nos meios significa selecionar quais as melhores formas de contato com o público a quem se destina sua mensagem. Essa seleção faz parte do que chamamos de estratégia de mídia. Para determinar uma estratégia de mídia que propicie a melhor e mais adequada exposição possível da mensagem, é preciso analisar cada meio, listando suas principais vantagens e desvantagens. Só a partir dessa avaliação é que poderão ser definidos aqueles que oferecem maiores (e melhores) oportunidades de contato com os potenciais usuários de seus serviços, considerando suas atitudes em relação a esse meio.

Particularmente, não acredito no uso indiscriminado de mídias tradicionais para a divulgação de serviços de saúde. O que é muito bom para um molho de tomate não é necessariamente apropriado para seus serviços. Mas mesmo que deseje veicular em meios de comunicação em massa, você deverá buscar inserir sua mensagem em programas ou situações mais adequados ao alcance de seus objetivos, como, por exemplo, em um programa voltado para o público feminino, se deseja divulgar um serviço de Ortopedia com atendimento de urgências e emergências (afinal, as mulheres são identificadas como as principais decisoras na família sobre cuidados com a saúde).

Trata-se de garantir a seleção das formas de contato que fornecerão a melhor relação entre o investimento, o custo relativo por pessoas alcançadas dentro de seu público, a qualidade da audiência, a intensidade, a frequência e a rapidez com que seu público-alvo é atingido. Por isso, apresento agora uma relação com as características, vantagens e desvantagens dos principais meios de divulgação de mensagens publicitárias. Esta relação foi adaptada da apresentada por Armando Sant'Anna, em seu livro *Propaganda: teoria, técnica e prática*, de modo a incluir minha análise sobre a utilização de cada meio na divulgação de serviços de saúde. Incluí também algumas informações sobre as principais formas de comercialização dos espaços publicitários nesses meios, para que você possa participar com mais segurança das negociações de mídia.

Na sequência do capítulo, trataremos de outras ferramentas de comunicação, que em minha opinião são fundamentais para os serviços de saúde: a comunicação dirigida, a propaganda boca a boca e o uso das novas tecnologias na divulgação de serviços de saúde.

2.1.1 - Jornal

O jornal foi o primeiro grande veículo publicitário (alguns historiadores afirmam que os primeiros, ainda na Roma Antiga, foram as paredes das casas, onde eram pintados anúncios de serviços e artefatos). Há jornais de todas as tendências, dos conservadores aos populares, de conteúdo genérico ou específico, diários, semanais, quinzenais e mensais, de distribuição ampla ou restrita, paga ou gratuita, presentes na maioria das cidades brasileiras. Isso possibilita a comunicação de massa em diferentes regiões, geralmente abordando um público formador de opinião.

a) Vantagens

• Credibilidade: a tradição, o papel social que o jornal representa junto à comunidade (a principal fonte de informação sobre o que acontece na cidade, no estado, no Brasil e no mundo durante décadas) e o fato de ser um meio impresso contribuem para a aceitação das informações nele publicadas (pesquisas mostram que as pessoas tendem a considerar informações por escrito mais confiáveis que as orais, inclusive as mensagens publicitárias).

• Cobertura regional: quase toda cidade possui um jornal, com grande importância para os anunciantes, pois permite a divulgação de suas mensagens apenas na região onde atuam (isso significa evitar dispersão). Ser um veículo "nativo" também influencia positivamente na recepção da mensagem.

• Fidelidade de leitura: é muito comum que as pessoas desenvolvam o hábito de ler jornal com uma periodicidade regular (diária ou semanal), o que permite que se tenha bastante segurança quanto ao perfil do leitor e à frequência com que seu público-alvo será atingido pela mensagem publicitária.

• Segmentação por assunto: os jornais são organizados por editorias, por isso é possível posicionar o anúncio próximo às notícias de interesse de seu público-alvo.

• Envolvimento racional: as pessoas compram jornais para ler notícias e se informar, e são casualmente atingidas pela mensagem publicitária.

b) Desvantagens

• Curta vida útil da edição (normalmente de um dia) e consequentemente do anúncio. Diferente do que ocorre com as revistas, raramente uma edição de jornal é relida.

• Baixo número de leitores por exemplar (em média, dois).

• O jornal vem perdendo seu principal atributo de informar com imediatismo (papéis assumidos de maneira mais eficiente pelo rádio, pela TV e pela internet) e vem se tornando mais reflexivo, ou seja, vem oferecendo mais espaço para opiniões e artigos autorais, o que pode alterar o perfil dos leitores.

• Baixa penetração junto ao público mais jovem, que costuma usar a internet para se informar.

c) Uso para divulgação de serviços de saúde

Grande credibilidade, mas com custos elevados para espaços com boa visibilidade (anúncios pequenos podem "sumir" em uma página). Também é possível ocorrer dispersão da mensagem, já que entre os leitores do jornal provavelmente haverá um grande contingente fora do público-alvo em que se pretende focar (vale a pena solicitar ao jornal um estudo com o perfil de leitores que especifique sexo, idade e renda familiar). Os jornais são muito adequados para anunciar eventos científicos, ações sociais e inaugurações, pois essas comunicações se inserem na proposta informativa do meio.

d) Como o espaço publicitário é comercializado

O espaço publicitário em jornais é comercializado em função da área ocupada pelo anúncio. Isso pode ocorrer por meio de espaços com tamanhos pré-determinados (também chamados de módulos) ou pelo cálculo da centimetragem: as páginas dos jornais são divididas em colunas de texto. Os jornais de tamanho grande são chamados de *standard* e normalmente são divididos em seis colunas. Os menores são chamados de tabloides e normalmente são divididos em cinco colunas. Essas mesmas colunas são usadas para orientar a comercialização. O anunciante pode comprar um espaço de, por exemplo, seis colunas por dez centímetros (o que significa uma área de 60 centímetros).

Os jornais de grande circulação praticam preços diferentes para cada categoria de anúncios. Os anúncios sobre inauguração de serviços médicos, por exemplo, são rotulados como "participação social", com preço bem menor do que os anúncios da indústria e do varejo. Também são cobrados preços diferentes para anúncios coloridos ou em preto e branco, assim como quando é escolhida a página onde o anúncio será inserido (determinação de página).

Além dos espaços convencionais, em muitos jornais é possível veicular encartes (folhas impressas sob a responsabilidade do anunciante, que são inseridas dentro de todos os exemplares do jornal ou dos destinados a um grupo, como assinantes ou venda em banca em uma determinada região ou bairros) e ainda cintas (faixas impressas com a mensagem do anunciante, que envolvem o jornal).

É comum, nos grandes jornais, o oferecimento de descontos em função da área comprada (desconto por volume) e em função da quantidade de anúncios contratados (desconto por frequência).

O hábito de ler revistas cresce entre as populações de menor poder aquisitivo. A variedade de títulos, de conteúdos editoriais e o preço acessível explicam a evolução. De maneira semelhante ao rádio, as revistas são bastante regionalizadas, mas há títulos que abrangem todo o território nacional. Ao fazer a seleção de veículos para um planejamento de mídia, as revistas não devem ser julgadas pela tiragem, mas pelo perfil de seus leitores. O que interessa é saber se a revista tem realmente boa circulação entre os grupos a que se destina, sua abrangência geográfica e se gozam de prestígio entre seus leitores.

a) Vantagens

• Seletividade de público em razão da grande variedade de títulos (masculinos, femininos, infantis etc).

• Público qualificado (o preço de capa poder ser interpretado como um fator determinante da classe econômica).

• Credibilidade, por se tratar de um editorial escrito.

• Portabilidade, pela praticidade de acompanhar o leitor onde ele estiver.

• Permanência com o leitor: revistas costumam ser lidas em vários momentos diferenciados, aumentando a chance e a frequência da atenção aos anúncios.

• Mais de um leitor por exemplar: revistas com frequência são disponibilizadas em salas de espera e salões de beleza e, por isso, lidas por várias pessoas, o que tende a melhorar a relação de custo-benefício para o anunciante.

• Maior vida útil da mensagem publicitária entre todos os grandes meios.

b) Desvantagens

• Alto preço por exemplar (para o anunciante).

• A produção demorada e a periodicidade maior do que o jornal tornam a circulação da mensagem lenta.

• Inadequada para campanhas sazonais, devido à vida longa (muito além do período da edição), principalmente em salas de espera de serviços de saúde e salões de beleza.

c) Uso para divulgação de serviços de saúde

A impressão de qualidade, a oportunidade de usar textos mais longos, a durabilidade e a possibilidade de segmentação, já que existem revistas direcionadas a cada grupo social que se imagine, dão excelentes características como meio para divulgação de informações e para educação de pacientes. Infelizmente, algumas revistas de grande circulação acabaram sendo muito utilizadas por anunciantes de ética e respeitabilidade científica, por vezes, duvidosas (anúncios de caráter promocional, que tratam a Medicina de forma mercantilista). Assim, as comunidades profissionais podem não ver com bons olhos a divulgação de serviços de saúde nesses veículos. É preciso cautela para não transformar o esforço de comunicação em um problema.

d) Como o espaço publicitário é comercializado

Os espaços publicitários são baseados em páginas (frações ou múltiplos delas) e também em espaços especiais, como encartes, sobrecapas e embalagens, onde as revistas são acondicionadas para envio aos assinantes. Algumas revistas de circulação nacional também oferecem a possibilidade de anunciar apenas em uma região, por meio da impressão de cadernos regionais (repartes). Se sua intenção for anunciar em uma grande revista semanal de circulação nacional, obviamente sua mensagem sofrerá grande desperdício, atingindo pessoas a milhares de quilômetros. É mais interessante buscar informações sobre seus repartes regionais (bem mais econômicos e precisos em sua pontaria).

2.1.3 – Rádio

É um meio de apelo popular e uma fonte de diversão, entretenimento, informação e cultura. Por meio do rádio, é possível atingir rapidamente grandes massas, tanto nas capitais como nas cidades do interior. Apesar de algumas emissoras estarem presentes em rede, atingindo grande parte do território nacional, é essencialmente um meio local, muito próximo de seus ouvintes.

a) Vantagens
• Interatividade do editorial com o ouvinte.
• Mídia das mais populares em função da sua mobilidade, pois acompanha o ouvinte em praticamente todas as situações (em casa, no trânsito, no trabalho).
• Eminentemente regional, a produção dos programas é feita para a comunidade local.
• Audiência segmentada para públicos específicos. Existe ao menos uma alternativa de emissora ou programa para praticamente todos os perfis de público visados.
• Imediatismo por causa da velocidade da comunicação, em que a mensagem alcança o ouvinte instantaneamente.
• Baixo custo absoluto e relativo do comercial considerando número de ouvintes alcançados.
• Empatia em razão do envolvimento emocional dos ouvintes com os radialistas.
• Muitas emissoras atuam em redes regionais ou nacionais, o que facilita muito a programação de mídia.
• Cresce o número de emissoras que transmitem também via internet, o que potencializa o perfil de abrangência e de envolvimento de seus ouvintes.

b) Desvantagens
• Audiência pulverizada em função do grande número de emissoras (o que torna o número de ouvintes de cada emissora baixo).
• Audiência rotativa (mudança de emissora, repetidas vezes, pelo mesmo ouvinte).
• Em emissoras não ligadas às redes regionais ou nacionais, há dificuldade para negociação e para envio de cópias dos comerciais, quando se deseja uma audiência maior.
• Dificuldade para checagem de real veiculação dos comerciais segundo a planilha negociada.
• Com a disseminação de novas tecnologias, o rádio ganhou uma grande concorrência, sob a forma de músicas baixadas para celulares e aparelhos similares.

c) Uso para divulgação de serviços de saúde
O som e o imaginário do ouvinte dão à propaganda em rádio um ar mágico (é claro que falamos em propaganda muito bem feita, pois, do contrário, propaganda em qualquer

meio é pura mediocridade). O rádio representa uma boa opção para serviços que tenham uma grande abrangência regional (várias unidades, por exemplo). O meio também é muito próprio para campanhas educativas (patrocinadas pelo serviço de saúde), já que a "conversa" e a disseminação de informação relevante fazem parte da dinâmica do rádio. O baixo custo de produção permite que se insiram vários *spots* com textos diferentes ao longo de uma programação, dando um ar mais leve à campanha.

d) Como o espaço publicitário é comercializado

Os espaços comerciais em rádio podem ser divididos em dois tipos: *spots* de 15 ou 30 segundos e patrocínio de programas. O patrocinador normalmente conta com sua divulgação em *spots* e os chamados textos-foguete, citações à marca patrocinadora.

2.1.4 – Televisão

A TV agrega o apelo visual às vantagens do rádio. Ao contrário do rádio, que muitas vezes serve de "pano de fundo" para o ouvinte ler jornal, dirigir, trabalhar, aguardar o ônibus ou desempenhar outras tarefas, a TV torna-se foco das atenções, pois exige olhos e ouvidos.

a) Vantagens

• Grande cobertura, pois é, sem dúvida, o maior meio de comunicação de massa em razão do número de telespectadores alcançados.

• Como meio de entretenimento, é mais completo que a revista e que o rádio.

• Grande audiência, pois alcança vários públicos indistinta e simultaneamente.

• Transforma-se em referência, porque é capaz de gerar moda, interesse e opiniões em praticamente todas as camadas sociais.

• Baixo custo relativo, por alcançar grandes contingentes de público. Embora o custo absoluto possa ser alto, o custo por ponto de audiência ou o custo por mil telespectadores é baixo, se comparado a outros meios mais seletivos.

• Além do espaço comercial tradicional (*break*), existe a oferta de vários outros formatos, como o *merchandising* (inserção da marca, produto ou serviço em um contexto de programa).

b) Desvantagens

• Pode ser uma mídia dispersiva, pela alta cobertura de público.

• O custo absoluto costuma ser elevado, mesmo quando considerado regionalmente, em comparação a outros meios. Ou seja, para aproveitar o grande potencial de alcance, é necessário fazer grande desembolso.

• Apesar de todo recurso audiovisual, nem sempre é a mais adequada quando é necessário argumentação mais complexa.

• Após a popularização do controle remoto, gerou-se o efeito *zapping* (o espectador troca de canal a qualquer momento, sem restrições). Por isso, é preciso investir em um número razoável de inserções, em horários e canais variados ou em horário nobre para que se atinja uma parcela considerável do público-alvo.

• Custo de produção mais elevado do que os outros meios.

c) Uso para divulgação de serviços de saúde

Os recursos inerentes ao meio permitem mostrar instalações e diferenciais do serviço, mas uma série de restrições impostas pelo Conselho Federal de Medicina (CFM) limita proposições que possam confundir o telespectador (tecnologia = melhor Medicina).

Anunciar em TV também representa potencialmente uma enorme dispersão (de esforço comunicacional e de verba) para um serviço de saúde que tenha foco em apenas um bairro ou que atenda a apenas uma especialidade, já que, minimamente, atinge uma cidade. Para produções de melhor qualidade, o custo de produção também é bastante significativo. Por outro lado, a TV empresta às empresas que nela anunciam status, pois as pessoas ainda consideram que aquilo que veem na televisão é "famoso" e "importante".

d) Como o espaço publicitário é comercializado

A presença de uma marca (serviço, produto ou empresa) na TV se faz nos *breaks* comerciais ou por meio de patrocínios e *merchandising* (exibição de produtos em produções como minisséries, novelas e programas de auditório). A unidade de comercialização é o tempo, em múltiplos de 15 segundos, para a veiculação de comerciais e os preços variam de acordo com a abrangência geográfica, os horários e os programas. As ações de *merchandising* e patrocínios são negociadas em função da audiência dos programas.

2.1.5 – TV segmentada (ou por assinatura ou a cabo)

Possui quase todas as vantagens e desvantagens da TV aberta, caracterizando-se pela segmentação do conteúdo editorial, predominantemente internacional (embora hoje todas as emissoras sejam obrigadas por lei a reservar uma parte de sua programação para produções nacionais). Tem um público qualificado, com predominância nas classes economicamente mais elevadas, porém tende a se popularizar rapidamente.

O custo absoluto é baixo, mesmo levando em conta a participação de cada programa/emissora (índices de audiência baixos). Ao incluir a TV fechada em uma programação de mídia, deve-se seguir o parâmetro de avaliação de alcance e frequência de exposição que, em um período mais longo de veiculação, apresente resultados significativos para públicos segmentados.

Hoje, proliferam também tecnologias de gravação e edição digital, que permitem que o telespectador interrompa e volte a assistir no mesmo trecho o programa que desejar e também que ele possa "pular" os trechos que preferir (muitas vezes, o intervalo comercial).

a) Uso para divulgação de serviços de saúde

Não oferece segmentação por região, ou seja, o potencial de dispersão de verba é exponencialmente maior do que na TV aberta, embora apresente custos bem menores. Permite segmentação por perfil de audiência mais preciso do que a TV aberta, já que há um volume muito maior de programas sobre saúde.

b) Como o espaço publicitário é comercializado

A presença de uma marca (serviço, produto ou empresa) na TV se faz nos *breaks* comerciais ou por meio de patrocínios e *merchandising* (exibição de produtos em produções como minisséries, novelas e programas de auditório). A unidade de comercialização é o tempo, em múltiplos de 15 segundos. As ações de *merchandising* e patrocínios são negociadas em função da audiência dos programas.

2.1.6 - *Outdoor* e mídia exterior

A publicidade ao ar livre difere substancialmente das demais, pois não vai à casa do público-alvo: é vista de passagem, mais ou menos casualmente. Entretanto, pelas suas dimensões, exerce impacto sobre o público e, pela repetida exibição, consegue influir e fixar uma breve mensagem. É uma publicidade tipicamente para as massas, vista indiscriminadamente por toda espécie de público.

a) Tipos de mídia exterior

A mídia exterior tem sido uma das que mais apresentam formatos inovadores, apesar da tendência restritiva das legislações municipais. As principais formas encontradas atualmente são:

Busdoor: placas e laterais exteriores de ônibus.

Taxidoor: adesivos e adornos em táxis.

Bikedoor: bicicletas adaptadas com expositores de cartazes e que circulam em áreas previamente definidas

Faixas de aviões: muito utilizadas em praias.

Backlights e *frontlights*: painéis iluminados.

b) Vantagens

• Ampla cobertura e frequência: por ser uma mídia ao ar livre, consegue chegar a níveis bem altos de frequência média e cobertura local em pouco tempo. Atinge rapidamente a população em trânsito, em curtos períodos de veiculação.

• Exposição 24 horas por dia: dependendo do local onde se encontra, a exposição é permanente. Qualquer pessoa que passa pelo meio a qualquer hora do dia ou da noite é impactada pela mensagem.

• No *outdoor*, o impacto visual pode ser realçado com o artifício do aplique (material que avança para fora da margem da tabuleta). Com a junção de dois ou mais cartazes, ele pode ficar ainda maior. O *outdoor* é frequentemente usado no lançamento de campanhas e é ideal para sínteses/conceitos que não necessitem de detalhamento.

c) Desvantagens

• Limitado fortemente a mensagens curtas e simples por causa da rápida visualização (cerca de quatro segundos).

• No caso do *outdoor*, sua qualidade gráfica (e de colagem), por mais que venha evoluindo, ainda é baixa e de pouca resistência às intempéries.

• Painéis sem iluminação têm baixa visibilidade à noite.

• Algumas cidades brasileiras contam com legislações muito restritivas à comunicação exterior, considerada poluição visual. Isso limitou muito as suas possibilidades de uso.

d) Uso para divulgação de serviços de saúde

Útil para indicar a proximidade do serviço. Como tem baixo custo (tanto de veiculação quanto de produção), são muito apropriados para divulgar inaugurações e ampliações de serviços. Os painéis de ônibus apresentam custos de veiculação menores que os grandes painéis de rua e podem levar a mensagem por vários bairros da área de atuação do serviço, porém, têm menos visibilidade.

e) Como o espaço publicitário é comercializado

Os espaços publicitários de mídia exterior divergem bastante entre si em suas características, formatos e meios de produção, mas basicamente são comercializados por unidades (tabuletas, painéis e monitores) e por período. Os *outdoors* são comercializados por bissemanas. Os painéis *frontlight*, por períodos bem maiores (em média, por semestre). A maioria é negociada por mês. É importante ter a periodicidade mínima de veiculação em mente na hora de definir o uso do meio, pois não faz sentido, por exemplo, anunciar uma inauguração em um meio que tem periodicidade mínima de seis meses.

2.1.7 – Mídia *indoor*

É todo tipo de propaganda ou divulgação feita dentro de um estabelecimento, especialmente em locais de espera forçada, como filas, recepções, elevadores e ônibus, entre outros.

a) Tipos de mídia *indoor*
- Painéis de metrô, aeroportos e rodoviárias.
- Painéis e cartazes internos em vagões de metrô, trens e ônibus.
- Painéis eletrônicos.
- *Videowall*: painéis de vários monitores de TV acoplados.
- TV *indoor*.

b) Vantagens
- Consegue atrair mais atenção do que mídias exteriores, devido à baixa concorrência.
- Em alguns casos, é possível associar recursos característicos de mídias exteriores, como os grandes formatos, com recursos de mídias eletrônicas (imagens em movimento, por exemplo).
- Permite segmentar com bastante eficiência ao se escolher com propriedade o local onde a mídia será veiculada (por exemplo, no circuito de TV do prédio onde a empresa está instalada).
- Baixo custo total e bastante foco.
- Grande possibilidade de aferir o número de pessoas atingidas (por exemplo, a circulação de pessoas em uma estação de trens ou de metrô é facilmente aferida).

c) Desvantagens
- Uma parte das empresas que fazem a veiculação é bastante informal, o que dificulta a aferição da veiculação contratada.

• Para atingir grandes massas, pode ser necessário contratar veiculações com diversos fornecedores.

d) Uso pelos serviços de saúde

A possibilidade de escolher locais de veiculação bem próximos (ou mesmo no prédio) de onde o serviço está instalado, os baixos custos de veiculação e de produção fazem das mídias *indoor* ótimas opções de divulgação para serviços de saúde. Mas, infelizmente, esses veículos não são disponibilizados em muitas cidades brasileiras.

e) Como o espaço publicitário é comercializado

Assim como acontece com as mídias exteriores, cada tipo de mídia interior segue padrões próprios quanto ao prazo de veiculação, mas todas têm em comum a veiculação cobrada por unidade (seja de painel, seja por monitor etc.).

2.1.8 – Cinema

Os padrões de exibição de publicidade em cinema são dois:

Básico: compra-se o espaço de exibição, chamado de "cinessemana", que compreende os dias e o intervalo entre sexta e quinta-feira.

Merchandising: envolve a exposição de um produto, entrega de amostras ou degustação, instalação de monitores, *videowall* e ações promocionais dentro das salas.

Novos formatos de cinema, de base digital, pretendem oferecer mais vantagens para anunciantes, graças à maior velocidade de comunicação entre o anunciante e a sala de exibição, possibilitando conteúdos específicos para uma sala de cinema, em um determinado horário. A publicidade cinematográfica atinge as grandes massas de população que diariamente enchem as salas de espetáculos.

a) Vantagens

• Grande impacto visual: a dimensão da tela e o áudio de alta fidelidade proporcionam atenção impactante.

• Atenção total do consumidor, uma vez que não há nenhuma atração que desvie sua atenção.

• Seletividade e segmentação, em função dos gêneros e títulos em exibição por sala.

• Forte envolvimento emocional, em função do conteúdo e da atenção do espectador, que pode identificar-se com situações das cenas.

• Cobertura local.

• É possível gerar ações diferenciadas com alguma facilidade, com a utilização de "diálogos" entre o comercial exposto na tela e atores presentes na sala; ações promocionais casadas com comerciais (como distribuição de amostras); e até mesmo a utilização de aromatizadores para o ambiente, emitidos no momento adequado da mensagem.

b) Desvantagens

• Alto custo de produção.

• Cobertura lenta em função da baixa frequência do espectador, exigindo períodos mais longos de veiculação.

• Baixa velocidade de comunicação.

• A previsibilidade de audiência é pequena e a permanência do filme em cartaz depende essencialmente de seu sucesso comercial (bilheteria).

• Não é fácil programar mídia em cinema em muitas cidades, por falta de empresas operadoras desse tipo de mídia.

c) Uso para divulgação de serviços de saúde

Como os espectadores estão sentados, sem outras distrações, a publicidade em cinema tem uma das melhores características da TV (dramaticidade, ação e som), mas, como o custo de produção é elevado para baixas coberturas, se torna pouco usual pelos serviços de saúde. Entretanto, é um ótimo meio para campanhas educativas e de prevenção de doenças.

d) Como o espaço publicitário é comercializado

Os espaços publicitários em cinema (além dos *merchandisings* nos filmes, que não vêm ao caso aqui) são comercializados em cinessemanas (de sexta a quinta). Como é possível saber a programação do cinema com boa antecedência, pode-se fazer a seleção do público-alvo em função do gênero do filme no qual o comercial será inserido.

2.1.9 – Internet

A internet é hoje mais do que apenas um meio através do qual é possível fazer com que a mensagem publicitária chegue ao público-alvo. Entretanto, neste capítulo, vamos nos restringir a analisar os potenciais de veiculação de mensagens publicitárias pela internet. No próximo capítulo, vamos analisar os demais usos da internet na comunicação entre o serviço de saúde e seus públicos. Vejamos os formatos mais comuns de propaganda *on-line*:

Sites de busca: é um site onde é possível pesquisar outras páginas disponibilizadas na rede, usando como critério de seleção as palavras-chave inseridas pelos usuários. Nesses sites, a publicidade é baseada no sistema de patrocínio de palavras-chave. A resposta que o usuário recebe, além da seleção "natural", agrega conteúdo publicitário, os chamados *links* patrocinados.

Web banner: é a publicidade na internet que mais se assemelha às mídias tradicionais, pois é um espaço para anúncio em um site. O *web banner* tradicional evoluiu para o *hiperlink*, que direciona o usuário da internet para a página do produto ou serviço. Esse é o principal formato de anúncio disponível nos sites de conteúdo.

Rich media: uma evolução dos *web banners* tradicionais, pois possuem animação ou vídeo, som e proporcionam interatividade.

Advergames: é uma maneira de prender a atenção do público e fazer com que a publicidade não apenas transmita uma mensagem, mas que ofereça uma oportunidade lúdica, ampliando seu vínculo com a marca.

a) Vantagens

- Interatividade com o público-alvo alcançado.
- Cobertura local e global de potenciais consumidores.
- Segmentação de público com predominância nas classes A e B, mas já com presença significativa da classe C.
- Baixos custos de produção e veiculação.
- Controle de visitação dos internautas.
- Mais opções de formatos de veiculação.
- Rapidez no recebimento das informações e dos anúncios.
- Permite a comunicação com os consumidores de uma forma direta (e-mails, redes sociais e sites), podendo-se, inclusive, enviar mensagens de propaganda, de relações públicas e de promoções de vendas. É usado também como canal de vendas, pós-venda e pesquisa de marketing.
- Favorece a frequência da mensagem comercial pelo baixo custo de veiculação.

b) Desvantagens

- Ausência de pesquisa de mídia regular: pela própria novidade, apesar de seu acelerado avanço, ainda não conta com vasto repertório de conhecimento para anunciantes. Essa é uma situação que, pelas características do meio, tende a se modificar em breve.
- Menor alcance nas faixas mais populares, principalmente junto a públicos com idade superior aos 60 anos. Essa é uma característica também temporária, já que cada vez mais esse público descobre a rede de computadores.

c) Uso para divulgação de serviços de saúde

Apesar de seu crescimento como mídia (em 2012, superou os jornais em volume de investimentos publicitários), a utilização da internet como meio publicitário ainda é de difícil controle e mensuração, pois além de muito dispersivo, os operadores de ferramentas *on-line* sempre estão buscando novas fontes de renda. Como há uma infinidade de *sites* e *blogs*, é bastante complicado determinar quais são as melhores opções para a inserção de mensagens publicitárias de um serviço de saúde.

É importante considerar que, enquanto nas mídias mais comuns o anúncio vai até os possíveis consumidores dos produtos ou usuários dos serviços, na internet potenciais consumidores vão até os anúncios. De acordo com Armando Sant'Anna, a publicidade *on-line* cria uma oportunidade potencial para o marketing no âmbito micro, onde um anunciante tem a possibilidade de desenvolver uma propaganda tão específica que pode falar com apenas um indivíduo, sendo uma ótima ferramenta para quem atua em nichos de mercado, como é o caso de várias especialidades médicas.

Uma clínica pode optar por remeter uma mensagem para alguém que demonstrou determinado tipo de comportamento, por exemplo, expressou interesse em algum serviço apresentado em seu *website*. Pode, ainda, enviar mensagens direcionadas aos novos visitantes de seu site ou manter um canal de informações remetidas periodicamente àqueles que se cadastraram para recebê-las.

Os sites de busca são muito acessados na procura por informações sobre doenças e serviços de saúde. Um serviço de saúde pode figurar neles por meio de veiculações pagas e também pela chamada busca orgânica. Digamos que uma clínica de vacinação deseja ampliar sua visibilidade na rede. Ela pode patrocinar várias palavras relacionadas ao tema, como *vacina, vacinação, imunização* e *doenças contagiosas*. Assim, cada vez que um usuário na localidade onde a clínica está instalada buscar por uma dessas palavras, o anúncio do serviço aparecerá entre os primeiros *links* oferecidos como resposta.

Os *web banners* podem ser usados para direcionar potenciais pacientes, que, por exemplo, estão navegando por uma página sobre alergias alimentares, para o site da clínica que ali anuncia. Em cidades onde há sites que reúnam informações e serviços relevantes para os moradores, eles podem ser ótimas opções.

Atualmente, já vemos algumas entidades oferecendo espaço para divulgação de mensagens publicitárias em suas *fanpages* (falaremos mais sobre as redes sociais no próximo capítulo), sob a forma de inserção de *posts* (semelhantes a *banners*, só que chegam às pessoas que "curtem" uma página, por se identificarem com seu conteúdo). Sociedades médicas e hospitais podem usar *games* como forma de conscientizar pacientes (principalmente os mais jovens) sobre prevenção de problemas de saúde.

d) Como o espaço publicitário é comercializado

A internet segue um formato diferente das demais mídias. Não se comercializa o tempo, como na mídia eletrônica (TV, rádio e cinema), nem o espaço, como na mídia impressa (jornal e revista). Na internet, comercializa-se o que chamamos de *hit*, que traduz-se literalmente como *acerto*, ou seja, o número de vezes que um determinado *banner* é exposto, não importando o espaço onde foi inserido ou o período de tempo de sua exposição.

Assim, se um contrato de *banner* em um site prevê, por exemplo, 100 mil *hits*, significa dizer que, atingido esse número, a publicidade se encerra, independentemente do tempo que o *banner* ficou exposto. Esse mesmo número de exposições pode acontecer em apenas uma hora em um site de grande audiência ou em seis meses em um site menos visitado. Os preços variam muito (basicamente em função do volume de acessos do site, da localização do *banner* e de seu tamanho). Por isso, é importante avaliar o custo relativo do anúncio: às vezes, o barato é caro, em função da quantidade de pessoas atingidas.

Os sites de busca e as redes sociais são comercializados com base em lances, como em um leilão: os interessados em uma palavra-chave ou em um perfil de audiência, ao acessarem as páginas específicas sobre como anunciar, recebem uma "cotação" sobre o valor mínimo das ofertas, para que seus anúncios (ou *links* patrocinados) sejam inseridos em páginas acessadas por seu público-alvo. Apesar do processo de pagamento por lances, o restante segue a mesma lógica de veiculação de *banners* (venda de *hits* e não de tempo).

Você contra a Dengue: game ensina a identificar focos do mosquito
Percorra o bairro, limpe tudo e não dê chance para o mosquito da dengue!
27/02/2011 09h10 - Atualizado em 02/02/2012 18h56

Games são excelentes plataformas não apenas de diversão, mas para transmitir mensagens. Em campanha de conscientização do público no combate ao mosquito da dengue, a Rede Globo criou o jogo *Você contra a Dengue*, uma forma lúdica de educar sobre um assunto que é sério. A brincadeira aqui é a seguinte: identifique os potenciais focos para a proliferação do mosquito e salve o bairro dentro do tempo. Se você não sabe como, confira dicas dentro do próprio *game*.

2.2. O que deve ser considerado na seleção de meios e veículos

Para a análise do custo de mídia, é necessário considerar, além do envolvimento com o consumidor, a relação custo-benefício da veiculação. Uma boa negociação de mídia acontece quando se encontra um veículo que preencha as necessidades de alcance do público-alvo selecionado. A análise deve ser feita com base em dados de pesquisa de mídia. Os custos precisam ser adequados aos objetivos pretendidos e também, é claro, ao potencial de investimento.

2.2.1 – Frequência e intensidade

Na elaboração de um plano de mídia, é preciso pensar não só na seleção dos meios e veículos, mas também na frequência e na intensidade com que as mensagens serão transmitidas. A experiência ensina que, em publicidade, não adiantam esforços intensos e isolados, salvo em raríssimos casos. Deve haver persistência e continuidade do período de veiculação. Para assimilar a mensagem, leva-se em consideração a sua repetição oportuna. Evita-se com isso a subexposição da mesma forma que a superexposição, ambas ineficientes para a comunicação. Frequência é o número de inserções programadas, já a intensidade é o espaço ocupado pelo anúncio.

2.2.2 – Comunicação dirigida

Armando Sant'Anna defende a ideia de que a comunicação dirigida é utilizada atualmente sempre que um profissional da área de Marketing deseja atingir um conjunto de consumidores de maneira mais próxima do pessoal quanto possível, buscando uma relação um a um. Segundo ele, comunicação dirigida pressupõe atingir de maneira pessoal um grupo de consumidores a partir de uma base de dados (*mailing list*) com mensagens específicas para cada público ou indivíduo. Essa abordagem pode ser feita por meio impresso, eletrônico ou telefônico.

a) Vantagens

• Permite que empresas com poucos clientes, que naturalmente já mantêm um relacionamento bem próximo com eles, conheçam detalhes de suas vidas que possam ser convertidos em oportunidades de negócios.

• Oferece a oportunidade de disponibilizar mensagens mais incisivas, falando "aquilo que o consumidor quer ouvir", consequentemente aumentando a eficiência da comunicação.

• Alta cobertura, podendo chegar com rapidez a todo o território nacional, se este for o mercado-alvo.

• Segmentação apurada, de característica receptiva.

• Custo baixo, com baixa dispersão, se comparado aos demais tipos de mídia.

b) Desvantagens

• Requer o desenvolvimento de uma base de clientes – ou potenciais clientes – para que se estabeleça a comunicação

• A grande quantidade de mensagens – seja por meio impresso, eletrônico ou telefônico – recebidas por alguns segmentos diariamente exige muita criatividade na apresentação da mensagem para que ela transpasse a barreira de lixo eletrônico ou impresso ou, ainda, de mensagens indesejadas de telemarketing.

c) Uso para divulgação de serviços de saúde

• Lembrar pacientes sobre a importância de consultas e exames periódicos.

• Anunciar aos pacientes novos serviços ou especialidades.

• Levar a potenciais indicadores informações de serviços oferecidos.

• Oferecer informações relevantes sobre saúde aos membros da comunidade onde está inserido.

2.2.3 – E-mail marketing

Na verdade, é uma comunicação dirigida, que usa a internet como meio para chegar ao público-alvo. Sant'Anna salienta que o uso prático do termo não se refere a qualquer mensagem enviada por e-mail para um cliente atual ou potencial, mas geralmente a mensagens com informações sobre produtos ou serviços para clientes cadastrados no banco de dados da empresa. Uma clínica de alergia, por exemplo, pode utilizar e-mail marketing para lembrar seus pacientes sobre a importância de dar continuidade ao seu tratamento.

Pode-se usar também mensagens por e-mail com o objetivo de melhorar o relacionamento com os seus atuais ou antigos pacientes (para aumentar sua lealdade, manter ou aumentar a frequência de uso dos serviços). Os riscos envolvidos com o uso da comunicação dirigida estão relacionados com o exagero na dose, que nos e-mails marketing se transformam em *spam* (mensagem eletrônica não solicitada) e nos meios impressos, em lixo, sem que tenham sequer sido abertos.

Se você está planejando relançar ou reposicionar seu serviço, busque a resposta para as seguintes questões:
- Quais são as ferramentas de comunicação usadas pelos concorrentes?
- Quais são as características do *merchandising* usado pelos concorrentes?
- Os concorrentes utilizam campanhas publicitárias?
- Quais são as características da propaganda feita pelos concorrentes?
- Que veículos são mais utilizados?

NOVAS TECNO
LOGIAS NA
COMUNI
CAÇÃO

Capítulo 3

Novas tecnologias na comunicação

Os serviços de saúde, de um modo geral, ainda enfrentam dificuldades de diversas ordens para lidar com as novas tecnologias de comunicação associadas à internet e à telefonia celular. Em muitos casos, as ferramentas de comunicação, que deveriam facilitar a aproximação, acabam se transformando em fatores de desgaste da imagem de clínicas e de hospitais como um todo.

Ainda hoje várias clínicas têm páginas na *web* que parecem ter saído do túnel do tempo, diretamente dos anos de 1990 para os dias atuais. São páginas horríveis sobre todos os aspectos: imagens ruins, textos copiados e navegação confusa, que mais servem para colocar as pessoas que as acessam em dúvida sobre a qualidade dos serviços oferecidos do que inclinadas a buscar atendimento. Essas clínicas pararam na primeira Era da *Web*, a chamada *web* 1.0. Nessa era, os sites empresarias e de profissionais liberais mais se pareciam com transposições para as telas dos computadores de *folders* institucionais. A *web* 1.0 era (ou ainda é) estática (embora muitas vezes com algumas animações), sem interatividade. Quem a tinha visitado uma vez não tinha (ou tem) nenhum motivo para voltar.

Mais rápido do que muitas empresas conseguiram perceber, chegou a Era da *Web* 2.0. A expressão foi usada pela primeira vez em 2004 por Tim O'Reilly para explicar o que representavam as tecnologias de segunda geração da internet, caracterizadas pela interatividade (os usuários geram conteúdo e compartilham informações por meio das redes sociais). O poder da comunicação com grupos cada vez maiores foi democratizado, deixando de ser um privilégio das grandes empresas de comunicação, ganhando redes sociais e blogs, em proporções inimagináveis há duas décadas.

Sabemos, por exemplo, que hoje pacientes em busca de informações sobre o problema de saúde que têm – ou que imaginam ter – buscam informações no Google, antes mesmo de consultar um médico. Mesmo que surjam outros buscadores, o hábito e o processo de busca de informações não mudarão. Pelo contrário: tende a crescer. Pense bem: de acordo com o IBGE, em 2010, no Brasil, havia 17,2 milhões (9%) de pessoas entre 20 e 24 anos. A maioria desses jovens provavelmente nunca foi a uma biblioteca (pesquisam na internet). Eles também compram em lojas virtuais e passam muitas horas da semana navegando em redes sociais. Isso significa que mais de um terço da população do Brasil – que já é o primeiro país do mundo em navegação domiciliar (à frente dos Estados Unidos, da França, da Austrália e Japão) passa tanto tempo – ou mais – em redes sociais do que saindo com seus amigos.

Sua forma de se comunicar e de interagir com o mundo é bastante diferente da de seus pais, e a das famílias que em breve eles formarão também será. Um exemplo simples disso pode ser observado pelos que têm filhos jovens: eles não leem jornais impressos, pois preferem os portais de notícias e escrevem para seus amigos por SMS em vez de telefonar.

A internet hoje permite que empresas que outrora não usavam filmes publicitários para divulgar seus produtos e serviços junto a seu público-alvo em função dos altos custos de veiculação dos comerciais e da dispersão (atingir públicos sem interesse pelos produtos e serviços oferecidos) possam utilizar esse tipo de peça veiculando-as gratuitamente em seus sites, blogs, *fanpages* e canais no Youtube.

3.1. Sites de serviços médicos

Em 2010, desenvolvi com quatro alunas da graduação em Comunicação Social – Bianca Andrade, Clarice Serra, Dayana Fernandes e Giselle Soares – um trabalho de pesquisa sobre os sites de serviços oftalmológicos. Nosso objetivo era entender até que ponto havia uma preocupação de tais serviços quanto a essa tão importante ferramenta de comunicação. O trabalho conquistou a primeira colocação no II Prêmio Sbao para *Posters*[3] e nos ofereceu subsídios muito importantes para avaliar a eficiência e a eficácia do uso de sites e de portais por serviços de saúde.

A proposta consistia em utilizar três expressões-chave (clínica oftalmológica, oftalmologista e oculista) para pesquisar os resultados das primeiras 15 páginas de respostas do Google à consulta. Isso poderia resultar em um total de 750 sites de serviços de Oftalmologia. Porém, os resultados oferecidos pelo Google não renderam o aproveitamento esperado. Grande parte das páginas indicadas pela pesquisa remetia a conteúdos jornalísticos que usavam as palavras buscadas ou a diretórios de profissionais de diversas regiões, que se repetiam exaustivamente a cada página que se avançava. Dos sites avaliados, apenas 38% usavam imagens conceituais. Um percentual maior (65%) disponibilizava imagens das instalações do serviço, promovendo a proximidade com o público. Dos sites que apresentavam imagens, 34% deles possuíam imagens de muito boa qualidade, enquanto 14% têm ótima qualidade em algumas fotos e péssima em outras. Apenas 25% dos sites usavam animações e 8% fizeram isso em excesso. O recurso de uso de contraste e a opção para ouvir os textos não foram encontrados em nenhum dos sites avaliados. Dos sites pesquisados, cerca de 12% possuíam páginas que sugeriam conteúdo diferente do que era encontrado e 45% não ofereciam *links* para outros sites, referenciais sobre o assunto citado, como entidades e associações.

Enquanto alguns usuários navegam através dos *links*, outros optam imediatamente pelo sistema de pesquisa. Se adaptar aos dois comportamentos é conquistar um público amplo. Muitos sites não disponibilizavam todas as formas de contato com o serviço ou apresentavam estas informações de maneira confusa. Do total, 36% dos sites não ofereciam uma das opções de contato esperada na elaboração do questionário: 12% ofereciam

---

[3] O prêmio é oferecido a trabalhos científicos acerca de gestão de serviços oftalmológicos, apresentados sob a forma de *posters*, pela Sociedade Brasileira de Administração em Oftalmologia (Sbao).

apenas o número do telefone; 16% forneciam formulário e telefone; e 5% ofereciam como forma de contato apenas um formulário. Tendo a facilitação como meta, indicar o endereço do serviço é insuficiente.

Os *websites* avaliados não exploravam todas as possibilidades oferecidas pela internet. Os que tentavam fazê-lo acabavam desprezando informações importantes, como endereço e contato. A usabilidade não era levada em consideração em grande parte dos sites avaliados. O público, composto por pessoas com problemas de visão, não encontravam auxílios para suas dificuldades, que apesar de não serem obrigatórios para a usabilidade, são essenciais para que pessoas com problemas de visão consigam navegar pelo site com eficiência e satisfação, seguindo o propósito da usabilidade. Vejamos os principais referenciais que utilizamos para avaliação dos sites visitados:

Elementos de navegação

Ajudam o visitante a se mover dentro do site e acessar com facilidade as áreas desejadas:

Interligação: um bom site deve conter *links* que permitam ao visitante ir acessando páginas mais específicas (conforme seu interesse pelo assunto se aprofunde), mas que também lhe mostrem "saídas" para páginas mais gerais ou mesmo para a *home* (página inicial) do site.

Usabilidade: está relacionada à facilidade que o visitante encontra para navegar pelo site, o que inclui *links* corretamente destacados e *links* nos *banners* para obter mais informações, por exemplo.

Personalização: uma boa forma de conquistar novas visitas dos mesmos usuários é utilizar mecanismos de personalização da navegação, que permitam que os usuários encontrem o item que lhes interessa de uma maneira facilitada.

Elementos de orientação

Ajudam o visitante a se localizar dentro do site. Gosto muito dos menus com submenus para isso.

Elementos de interação

Processam informações e consultas inseridas pelo usuário, como mecanismos de busca, formulários e enquetes:

Interatividade: oferece ao internauta a possibilidade de participar do site, seja por meio de críticas, debates ou qualquer tipo de serviço que lhe coloque na posição de decisão quanto àquilo que lhe é apresentado.

Elementos de conteúdo

Informações sob diferentes formas: textos, imagens, sons, vídeos ou animações.

Informação: é exatamente o potencial de oferecer informações em níveis de complexidade maiores conforme o internauta busca por mais informações no site. É este potencial que distingue a internet de outros meios de comunicação.

Credibilidade: informações verídicas, advindas de fontes confiáveis, que fazem com que um site se torne referência em um assunto.

Instantaneidade: a internet é o meio de comunicação mais imediato. Portanto, é fundamental que os sites também sejam atualizados com frequência, caso contrário, perdem sua credibilidade. Infelizmente, é comum acessar sites nos quais a "última notícia" foi postada há um ou dois anos.

Elementos de emoção

Provocam curiosidade ou convidam a continuar a visitação, por meio do apelo aos sentimentos dos usuários. Podem ser imagens, animações, sons ou composições textuais.

Questione-se

Faça uma análise do site de sua clínica:

1) Qual a missão do seu site? Divulgar os serviços? Estabelecer um canal de agendamento de consultas?

2) Seu site possui muitos efeitos e animações? Lembre-se que vários desses efeitos não podem ser vistos em *smartphones*!

3) Se alguém acessou o site há seis meses e voltar agora, o que encontrará? O mesmo conteúdo e a mesma aparência?

4) A administração do seu site requer um profissional técnico ou pode ser realizada por alguém de sua equipe?

5) Em seu site, todo visitante é recebido como um cliente em potencial?

6) Seu site é fácil de navegar? O visitante encontra facilmente o que deseja?

7) O *link* está corretamente destacado? A imagem do *banner* possui um *link* para mais informações? O *link* da imagem em destaque é fácil de se identificar como tal?

8) O site é bastante visitado por seus pacientes?

9) Seu site promove a interatividade entre sua clínica e seus visitantes?

10) Você está satisfeito com a empresa que lhe dá assistência para questões de internet?

3.2. Mensagens de texto

O uso de mensagens de texto cresce entre os públicos mais jovens como uma forma de comunicação com amigos. Comercialmente, somos muitas vezes vítimas das promoções das operadoras de telefonia celular, que nos bombardeiam com mensagens. Mas a maioria de nós não resiste a uma mensagem de texto. Somos capazes de ignorar e-mails marketing, mas não mensagens de texto.

A explicação para isso está nos *spams*. Recebemos uma quantidade de lixo eletrônico por e-mail muito grande e isso destitui dessa forma de comunicação a relevância. Como já mencionei anteriormente, e-mail marketing não deve ser usado com o objetivo de captar novos clientes, pois se você fizer isso, colocará a marca de seu serviço na categoria "mensagem indesejada", o que é péssimo para sua imagem. E-mail marketing é uma ótima ferramenta para manter contato com seus pacientes, avisando-os sobre a importância de uma revisão ou cumprimentando-os pelo seu aniversário, por exemplo.

Se nesse ponto você retornou ao título dessa parte, pois acha que há algo estranho em um parágrafo tratando sobre e-mails marketing em um tópico sobre mensagens de texto, vamos desfazer a confusão. Voltei a falar em e-mail marketing porque acredito que as mensagens de texto estejam hoje em um estágio anterior dos e-mails marketing. Elas ainda são vistas como importantes e servem muito bem para reforçar laços, mas para isso precisam ser usadas com certa parcimônia. Continuarão a ser relevantes se forem empregadas exclusivamente para mensagens relevantes, como avisar a um paciente que o resultado de seu exame já está liberado ou confirmar um agendamento ou, ainda, para cumprimentar por uma data importante. Lembre-se: no início desse capítulo, mencionei que os jovens de hoje preferem se comunicar por meio de mensagens de texto. Em pouco tempo, serão eles que buscarão por serviços de saúde (sem a assessoria de seus pais).

Se você deseja utilizar mensagens de texto para se comunicar com seus pacientes, saiba que há algumas empresas no mercado que comercializam pacotes de mensagens. Com esses pacotes, é possível inserir no computador (no site da empresa) sua mensagem e ainda os números dos celulares dos pacientes selecionados. Os programas fazem o envio e ainda emitem relatórios para o acompanhamento das mensagens entregues ou não.

3.3 Redes sociais

"Podemos dizer que rede social é troca, é interação. O advento da internet trouxe a possibilidade de expressão e de socialização por meio de ferramentas de comunicação mediadas pelo computador. Tais ferramentas possibilitam que os indivíduos interajam e se comuniquem com outras pessoas, deixando rastros na rede de computadores passíveis de reconhecimento dos padrões de suas conexões e de suas redes sociais por meio de seus rastros".[4]

As redes sociais, quando formadas por meio da internet, em sites desenvolvidos para esse tipo de interação e com a possibilidade de inserir mensagens comerciais, são chamadas de mídias sociais. As mídias sociais obedecem a políticas próprias com fins de compartilhamento de ideias, opiniões e experiências. Elas podem receber textos ou imagens que permitem a interação entre seus usuários.

A principal característica das mídias sociais está no formato de conversação (facilidade de estabelecer diálogo direto, sem intermediações). Com isso, a tecnologia da informação alterou a relação entre comunicadores e públicos. Nela, se dilui o "poder de comunicar" das empresas com os cidadãos comuns.

---

[4] Las Casas (2010), página 64.

Sobre isso, Coutinho[5] afirma:

"A comunicação mercadológica terá que incorporar um elemento ao qual está pouco acostumada até agora: a comunicação entre os consumidores, tendo a marca como suporte, e não apenas a comunicação com consumidores, tendo a marca como um veículo de interação entre a empresa e seus mercados".

Assim, empresas de qualquer segmento precisam considerar em suas estratégias de comunicação e organizar suas participações em mídias sociais e microblogs. Inclusive, é claro, os serviços médicos.

3.4. Empresas no Facebook

"Criei para minha clínica um perfil no Facebook. Ouvi de um paciente que isso é proibido, que empresas só podem ter *fanpages*. Ele está certo?". Sim. Clínicas devem ter *fanpage*, uma página empresarial, de caráter corporativo, não um perfil pessoal. Muitos serviços médicos começam "errado" seu relacionamento com essa mídia social porque seus gestores partem para o caminho mais simples, pois já têm alguma experiência com seu perfil pessoal. Mas trabalhar com mídias sociais é algo bem mais sério e complexo, em função das características das redes sociais (lembre-se: as pessoas são livres para expressar suas opiniões e elas podem não ser sempre positivas). As mídias sociais, para serem bem usadas em favor da imagem do serviço médico junto aos seus públicos-alvo (pacientes, outros médicos e formadores de opinião), requerem dedicação e, de preferência, apoio de um profissional da área (um analista de mídias sociais).

O analista de mídias sociais normalmente tem formação superior em Jornalismo, Publicidade ou Relações Públicas. Sua tarefa é elaborar textos para as redes sociais, disseminar o conteúdo em comunidades e blogs relevantes, interagir com participantes, manter contato com os principais multiplicadores em redes sociais (líderes em comunidades e blogueiros), identificar conteúdo gerado por outras pessoas que possam ser utilizados para disseminar em seus pontos de contatos, acompanhar a presença nas redes sociais (quantitativa e qualitativa), identificar crescimento da presença *on-line* e gerar relatórios de desempenho de campanha. Muitas empresas de pequeno e de médio porte que desejam obter o maior proveito possível de suas presenças nas redes sociais optam por terceirizar esse trabalho, contando com o apoio de uma assessoria de comunicação.

As normas de uso do Facebook proíbem o uso de perfis pessoais por empresas, pois isso poderia se transformar em uma máquina potente de disseminação de *spams*. Veja o que a declaração de direitos e responsabilidades dessa mídia diz sobre isso: "os perfis do Facebook devem representar um indivíduo. Não é permitido que os usuários mantenham uma conta sob o nome de uma organização ou usem contas pessoais para fazer propaganda ou promovê-los profissionalmente". Se uma empresa mantiver um perfil no Facebook e for denunciada por qualquer usuário da rede, terá sua página excluída e perderá todo o conteúdo postado. Além disso, as *fanpages* possibilitam às empresas criar um veículo de comunicação com seus clientes. A ideia é que a "marca" interaja e troque experiências sobre suas ações (e não sobre seus sentimentos) com seus públicos.

---

[5] COUTINHO, Marcelo. *O poder de consumo do internauta brasileiro.* Relatório técnico desenvolvido para o Universo On-Line. São Paulo, 2006.

Adaptado de: http://escoladeconteudo.com.br/category/conteudo-para-redes-sociais

Uma imagem vale mais do que mil palavras, certo? E se essa imagem vier acompanhada por um texto curto, inteligente e chamativo, em torno de 160 toques, mais um *link* para que o usuário obtenha mais informações sobre um determinado assunto, ela fica mais interessante? Segundo o próprio Facebook, sim.

Publicações em *fanpages* com imagens ou vídeos tendem a ter aceitação 100% maior do que postagens com textos brutos ou apenas *links*. Isso significa, mais uma vez, que a sua clínica deve investir em um conteúdo mais elaborado na hora de querer se relacionar com os clientes e fãs através do Facebook.

O que a sua clínica deve publicar no Facebook?

• Poste dicas e outros tipos de informações úteis aos usuários;

• Publique conteúdos internos, como notícias e *posts* do blog da empresa;

• Publique conteúdos externos, como informações sobre sua especialidade;

• Publique vídeos sobre a clínica e a sua área de atuação;

• Evite publicar só conteúdo publicitário. Os usuários querem conteúdo, não propaganda.

Quando e como publicar?

Nos horários de pico da internet, as possibilidades de atingir seu público aumentam, como nos horários comerciais. Mas clínicas com públicos jovens podem apostar em publicações noturnas. Confira algumas dicas:

• O tipo de postagem deve refletir a clínica e o público-alvo;

• Não se esqueça de inserir textos e *links* complementares. Quanto mais conteúdo oferecer, há mais chances de o usuário curtir e compartilhar a sua informação;

• Evite muitas publicações, pois um grande número de postagens tende a fazer com que suas mensagens se percam, mas também não crie grandes intervalos entre suas postagens, para evitar que seu público esqueça a sua clínica (minha sugestão é começar com uma vez ao dia, três vezes por semana);

• Procure aperfeiçoar suas ações conforme as respostas do público e não se esqueça de manter um olho nas ações da concorrência.

3.5. Blogs

Um blog é um diário *on-line*, onde pessoas escrevem sobre temas de seu interesse e suas anotações são disponibilizadas para aqueles que o acessam e ali podem deixar seus comentários. Os blogs corporativos são canais de comunicação entre empresas e seus consumidores. Como os blogs são naturalmente mais informais, permitem que se estabeleçam relacionamentos mais próximos do que os de outros canais de comunicação unilateral, mas requerem muita dedicação para atualizar *posts* e acompanhar comentários deixados por internautas.

3.6. Microblogs

De acordo com José Luis Orihuela, microblogs são um misto de blogs, redes sociais e comunicadores instantâneos. O microblog mais popular é o Twitter. No site, cada usuário forma uma lista de seguidores (outros usuários do Twitter que recebem os *twitts*, que são as postagens de uma pessoa ou de uma empresa) ou uma rede e interage em tempo real com eles, por meio de mensagens de até 140 caracteres.

O Twitter é uma ferramenta de marketing bastante interessante para empresas de serviços de saúde, porque, com o passar do tempo, é possível construir uma rede de seguidores. O conceito das postagens do Twitter baseia-se em uma pergunta: "o que você está fazendo?". Cabe ao usuário responder à pergunta. O Twitter é considerado um microblog, pois, tal como os blogs, pode ser um diário digital, atualizado até várias vezes ao dia.

Para além do grupo de seguidores que se forma, é importante considerar que os sites de busca, como o Google, dão cada vez mais relevância a sites que têm uma boa presença nas redes sociais e que têm um bom número de *links* direcionando para os mesmos ou para as suas páginas nas redes sociais (Twitter, Facebook, LinkdIn etc.).

O Twitter é uma maneira prática e rápida de divulgar *links* interessantes e de manter pessoas informadas sobre o que uma empresa tem feito. A página inicial de cada usuário no Twitter mostra as mensagens enviadas por aqueles que ele escolheu seguir (sua clínica, por exemplo). A ferramenta de busca do Twitter permite descobrir todas as vezes em que seu nome (ou de sua clínica) ou um determinado assunto foi citado em uma postagem.

3.7. A propaganda boca a boca

"Essa coisa invisível chamada reputação é feita de uma multidão de pessoas que falam bem de você".
Lord Halifax

Recentemente, acompanhei minha mãe e meu padrasto, que havia sido submetido a uma cirurgia de coluna, na consulta para revisão. Por vício profissional, fiquei observando as conversas dos pacientes que aguardavam pelo atendimento. Meu padrasto tinha dez dias de operado e sua condição geral empolgou uma paciente que estava ali para agendar sua cirurgia. Também aguardava a consulta de revisão outra senhora, operada há um ano, que contava maravilhas sobre sua vida após o procedimento, o que interessou muito ao meu padrasto recém-operado.

É impossível não pensar que o testemunho de dois pacientes vale muito mais no convencimento de uma paciente insegura (afinal, falamos de uma cirurgia de coluna) do que qualquer propaganda que este médico veiculasse, da mesma maneira que, se ela ouvisse relatos arrependidos, talvez sequer esperasse pelo atendimento.

A chamada propaganda boca a boca é a mais barata e também a mais efetiva para serviços de saúde. Michael Caffery[6] afirma: "A tradição oral avança resoluta, mais discreta, enquanto seus afins da Madison Avenue tentam em vão reproduzir sua capacidade de persuasão. A tradição oral é o método de baixa tecnologia aplicado pelo cérebro para peneirar a badalação de alta tecnologia proveniente do mercado".

O que chamamos de propaganda boca a boca são os comentários informais, transmitidos de uma pessoa para outra. Como não é uma forma comercial de divulgação, ganha mais força do que mensagens publicitárias (embora tenham alcance mais restrito, mesmo em tempos de redes sociais na internet). A propaganda boca a boca é um testemunho, uma opinião valiosa de alguém que usou o serviço ou ouviu falar sobre ele. Esse testemunho, principalmente quando transmitido por alguém de confiança, agrega a credibilidade de quem o propaga. As pessoas passam a "vender" conceitos sobre produtos e serviços a outras que nem imaginamos. Os pacientes se transformam em "embaixadores" da clínica junto à comunidade. Assim, mesmo quem não conhece o profissional passa a divulgá-lo como alguém competente, pois "ouviu falar" que era muito bom.

3.7.1 – O que gera a propaganda boca a boca?

O atendimento é o principal fator de estímulo. Não o atendimento normal, mas sim aquilo que os pacientes considerarem extraordinário (para o bem ou para o mal). Isso significa que, para gerar a propaganda boca a boca positiva, é preciso transformar o atendimento em uma experiência que exceda às expectativas. Mas isso não acontece apenas dentro dos consultórios. Sua equipe precisa prestar um atendimento diferenciado, que se destaque dos concorrentes e represente um patamar superior de serviços médicos.

A propaganda boca a boca positiva é uma resposta natural ao atendimento de qualidade, presente em pequenas ações. Como qualidade não se baseia na percepção do médico, mas, sim, na dos pacientes, é preciso buscar compreender quais são os aspectos que os influenciam. Não há uma fórmula para isso, pois esses aspectos serão diferentes em função do perfil de pacientes atendidos ou mesmo da especialidade médica.

3.7.2 – Como estimular a propaganda boca a boca positiva e as indicações

• Avalie seus serviços e o nível de satisfação de seus pacientes. Encontre os fatores que causam insatisfação e corrija-os imediatamente.

• Elabore seus serviços para que seus pacientes os percebam como diferenciados e superiores aos da concorrência. Para isso, ofereça sempre um atendimento cordial, prestativo, atencioso e que transmita segurança e confiança.

---

[6] Citado em *Trade promotion: much ado about nothing, Promo* (outubro de 1991), p. 37.

• Invista na construção de relacionamentos fortes e duradouros com os pacientes. Mantenha-se em contato com seus pacientes. Para isso, use informativos, cartões de felicitações, telefonemas etc.

• Mantenha um ambiente de trabalho motivador para sua equipe. Seus funcionários precisam ser os primeiros a se sentirem motivados a falar bem de você aos pacientes.

• Lembre-se que outros médicos – de sua especialidade ou não – têm grande poder de influência e indicação. Jamais deixe de agradecer uma indicação e retribua-as sempre que possível. Isso reforça os laços de amizade e de confiança.

3.8. Com a boca no trombone ou a mão no teclado

De acordo com o *Estudo Global de Comportamento do Consumidor 2010*, encomendado pela Câmara Americana de Comércio (Amcham) à consultoria Accenture e conduzido em 17 nações, a propaganda boca a boca é a mais poderosa fonte de informações dos consumidores brasileiros sobre produtos e serviços. Dos consumidores brasileiros entrevistados, 85% disseram que tiveram contato com produtos e serviços por meio de pessoas conhecidas e 66% consideram essas informações recebidas relevantes para suas decisões de compras.

Como segundo canal de informações mais significativo para os brasileiros, foram apontadas as informações prestadas pelos atendentes nos estabelecimentos. Os demais canais de informações que são acessados e que pesam consideravelmente em suas decisões são: propaganda em TV e rádio; propaganda *on-line*, propaganda impressa e *websites* corporativos; informações *on-line*; e mala-direta ou telemarketing.

O estudo também demonstrou que a propaganda boca a boca no Brasil foi amplificada com o advento das mídias sociais: 89% dos entrevistados afirmaram que usam a internet para procurar informações sobre empresas e ler sobre os produtos e o atendimento prestados pelas companhias nas redes sociais de maneira sistemática (62%). Dos entrevistados, 31% afirmaram que escrevem com frequência nas mídias sociais para expressar suas opiniões sobre produtos, serviços e atendimento das empresas. De acordo com a pesquisa, 30% dos consumidores acreditam que as mídias sociais aumentam seu conhecimento e influenciam suas opiniões sobre as marcas. O mesmo percentual acha que os comentários sobre produtos e serviços (positivos ou negativos) interferem em suas decisões de compras. Já 43% dos pesquisados afirmaram manter interação direta com sites, redes sociais ou outros canais digitais das próprias companhias.

Hoje, além do boca a boca tradicional, e das redes sociais pela internet, temos também sites com guias de serviços médicos onde são postadas opiniões de usuários (como o Apontador e o Doctoralia). Esses guias inicialmente eram comuns para avaliação de outros serviços, principalmente restaurantes, hotéis e pousadas, mas chegaram à área da saúde. Philip Kotler diz que eles podem ser chamados de *aggragated buzz* (agito agregado) e que graças a eles em breve os usuários poderão identificar os "mocinhos" e os "bandidos" sem depender da propaganda. O que pode ser assustador nisso é que, se não for realizada periodicamente uma varredura nestes sites, o médico

Acessei o site <apontador.com.br> e digitei "pediatra". Como opção de cidade, selecionei São Paulo. Vi-me diante de uma grande listagem de profissionais, que tinham "estrelinhas" (como a classificação dos hotéis) ao lado de seus nomes. Quem nunca recebeu nenhuma avaliação tem ao lado de seu nome cinco estrelinhas cinza. Quem já recebeu avaliações tem de meia até cinco estrelinhas amarelas. Escolhi um profissional com uma estrelinha e fui levada para as informações sobre a localização do consultório, os convênios atendidos e a avaliação dos pacientes. Reproduzo alguns comentários. Mantive a linguagem informal, mesmo incorreta. Só omiti o nome do profissional:

Internauta 1

"Atendente extremamente mal-educada. Sem paciência e mal-humorada. Não atende quando você precisa dele! O cara gosta mais de dinheiro do que da criança que ele cuida (apesar de todas as vezes ele vir com a brincadeirinha de querer comprar a criança, perguntando quanto que a gente quer por ela). Minha filha de 10 meses precisando dele e ele simplesmente não quis nem perder cinco minutos para vê-la! Nada.... NADA!. Não recomendo, pois não desejo isso para ninguém! Acabei de achar outra clínica que tem um médico muito bom e que com certeza não comprou o diploma".

Internauta 2

"Gostaria de ter a mesma sensação, porém, não tive. Saímos na correria devido a estar chovendo, frio e com meu filhinho de 1 ano no colo com um pouco de gripe e adivinha: sem notar, esqueci a carteirinha dele! Mas o consultório estava vazio e a secretária, em vez de nos ajudar, falou que não poderia fazer nada e nem nos ofereceu o telefone para ligar, pois a Porto Seguro, se ligar e pegar o número, o atendimento é obrigatório. Até o Hospital Vitória faz isso, pois já vi. Ela é grossa e mal-educada, ficamos megachateados! Até enviamos um e-mail para a doutora e nada de resposta. Sem mais, apenas um pai indignado. PS: Sobre a secretária, não tem o que ser dito. Se não gosta de trabalhar, fica em casa, pois temos muitos brasileiros lutando por um lugar ao sol".

pode ter opiniões negativas publicadas e comentadas por vários internautas que acessaram o site em busca de um serviço de saúde dentro de uma determinada especialidade e região.

Resumindo: falar em tradição oral significa organizar esforços, não só de divulgação, mas também em todas as atividades que envolvam o atendimento a pacientes, para que os mesmos sintam-se confortáveis ao emitir espontaneamente opiniões favoráveis sobre o serviço.

MARCA

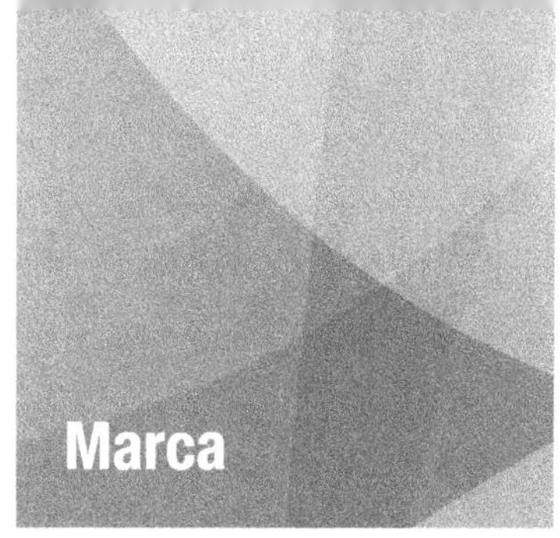

4.1. O conceito de marca

Marca é um atributo muito valorizado quando se fala em produtos, mas que de uma forma ou de outra ainda não alcançou entre a maioria dos serviços médicos a importância devida. Parte disso se deve ao desconhecimento do que de fato é uma marca. Muitas pessoas enxergam a questão da marca apenas como algo relacionado à forma gráfica como a empresa será apresentada em papelarias e na fachada da clínica ou hospital. Nesse capítulo, veremos o que é marca e quais são as reais dimensões desse termo para serviços médicos. Comecemos por uma definição:

> *"Marca é essencialmente a promessa da empresa de fornecer uma série específica de atributos, benefícios e serviços uniformes aos compradores".*
> *Philip Kotler*

Repare que a definição proposta por Kotler traz na palavra *promessa* um enorme contingente de características que sinaliza para o consumidor o que esperar ao escolher aquela empresa, produto ou serviço. Marcas são importantes para comunicar a "razão de ser" de empresas, produtos e serviços para distingui-los da concorrência.

De acordo com Leonard Berry, uma das maiores autoridades no assunto, marcas precisam ser criadas e cultivadas por todos os meios e formas de contato entre a empresa e seu público (interno e externo). Isso significa que a "personalidade da marca" deve receber atenção no estabelecimento das estratégias de marketing e também na implementação de todas as ações relacionadas ao atendimento e à comunicação.

O mesmo autor afirma: "A atribuição de marca desempenha um papel especial nas empresas prestadoras de serviços porque marcas fortes aumentam a confiança do cliente naquilo que lhes é invisível. Marcas fortes permitem que os clientes visualizem e compreendam melhor o serviço. Elas reduzem o percebido risco monetário, social ou de segurança do cliente ao contratar serviços difíceis de serem avaliados antes da compra. Marcas fortes são o substituto quando a empresa não oferece nenhum tecido que possa ser tocado, nenhuma calça para experimentar, nenhuma melancia ou maçã para escolher, nenhum carro para fazer um *test-drive*".

Para entender as decisões envolvidas no desenvolvimento e no gerenciamento de uma marca, Berry descreve cinco aspectos, que adaptei a seguir para a especificidade dos serviços médicos.

4.1.1 - Marca apresentada

A parte da marca controlada pela clínica. É aquilo que se apresenta na comunicação, nas instalações, na aparência das pessoas que prestam serviços. O nome, a logomarca, a apresentação visual da clínica e o conceito adotado nos materiais de divulgação são os principais elementos da marca apresentada, já que refletem aquilo que o serviço deseja que as pessoas saibam sobre ele e a forma como deseja ser visto.

Quanto mais eficaz e consistente for a maneira como a clínica apresenta sua marca, maior será a conscientização do público sobre a mesma. A marca apresentada e a propaganda boca a boca (ou seja, os comentários de outras pessoas que já utilizaram os serviços) são os únicos pontos de referência para aqueles que nunca tiveram nenhuma experiência com o médico.

4.1.2 - Conscientização da marca

Pode ser descrita como a capacidade de o cliente reconhecer e recordar-se da marca, quando estiver em alguma situação que lhe sugira seu nome ou quando precisar de serviços em sua área de atuação. Vemos com frequência pacientes que nunca utilizaram um determinado serviço indicando-o, quando alguém lhes pergunta sobre, por exemplo, a melhor maternidade da cidade. A conscientização da marca está diretamente relacionada com a marca apresentada (no aspecto divulgação). Repare que se uma clínica sofrer algum desgaste em sua imagem (por exemplo, virar tema de matérias jornalísticas em função da morte de uma paciente), a consciência de formadores de opinião e potencias usuários dos serviços sobre a marca será negativamente afetada.

Além da propaganda, para efetivamente gerar conscientização sobre a marca, é preciso investir no relacionamento com formadores de opinião (outros médicos, por exemplo). Contar com os serviços de uma assessoria de imprensa, realizar palestras para a comunidade (se houver espaço, de preferência na própria clínica, para que as pessoas possam conhecer as instalações), selecionar um grupo de médicos de outras especialidades com potencial de indicação dos serviços (seja em função da especialidade na qual atuam, seja pelo perfil de sua clientela) para estreitar laços e participar de atividades educativas na comunidade onde atua são formas de ampliar a conscientização sobre a marca.

4.1.3 - Significado da marca

Diz respeito às associações que o cliente faz ao pensar ou ouvir o nome da marca. A principal diferença entre a conscientização da marca e o significado da marca está no fato de que a primeira dimensão diz respeito às **informações** que os clientes acumularam sobre a empresa, o serviço ou o produto, enquanto a segunda se detém nas **experiências**, nos aspectos psicológicos do relacionamento entre o cliente e a marca.

Se um hospital oferece serviços com esmerado zelo e se ele oferece atendimento diferenciado, as pessoas que ali foram atendidas (e também seus familiares) guardarão uma ótima impressão dele e, ao ouvirem seu nome ou verem sua logomarca, farão boas associações (ou seja, a marca será associada a cuidado, respeito ao paciente etc.). Também pode ocorrer o inverso se a experiência tiver sido negativa e certamente isso será assunto de conversas nos grupos sociais onde o usuário dos serviços estiver inserido (presenciais ou virtuais). A consciência da marca e o significado da marca exercem forte influência no estabelecimento do patrimônio da marca (*brand equity*).

4.1.4 – Patrimônio da marca

É o resultado da combinação entre a consciência e o significado da marca. Ele pode ser positivo ou negativo. Quando o patrimônio é positivo, ele se transforma em uma vantagem competitiva importante. A consistência das experiências positivas dos clientes com o serviço médico molda o patrimônio da marca e também interfere na tolerância dos pacientes quanto aos pequenos problemas que possam ocorrer durante o atendimento. Creio que a inconsistência mais comum nos serviços médicos é o descumprimento de horários agendados. Se a experiência total com o serviço for muito positiva, o paciente é capaz de desconsiderar essa inconsistência, mas se ela é somada a várias outras (como o caso da falta de preparo da equipe de recepção ou o desconforto das acomodações), isso não acontece.

Leonard Berry afirma que as empresas de prestação de serviços com forte patrimônio de marca prestam aos seus clientes um serviço perceptivelmente melhor do que seus concorrentes. Com o passar do tempo, tornam-se "famosas" por sua excelência e sua fama naturalmente passa a fazer uma parte importante de seu marketing. Berry desenvolveu a figura apresentada a seguir. Por meio dela, o autor busca representar os relacionamentos entre as dimensões da marca.

Figura 2 - Relacionamentos entre as dimensões da marca

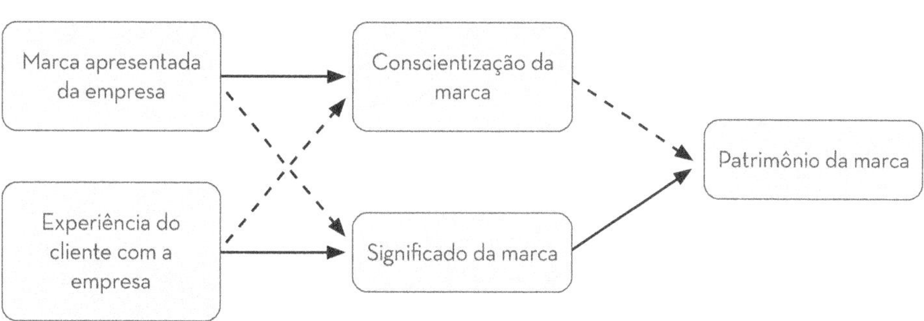

O que mais chama a atenção na figura desenvolvida por Berry é o potencial de gerenciamento do patrimônio da marca por meio de uma cultura focada no desenvolvimento de uma personalidade para a marca, que vá ao encontro daquilo que os clientes anseiam.

4.2. Os elementos da marca apresentada

4.2.1 - A escolha do nome

Um serviço de saúde pode se apresentar ao mercado utilizando apenas o nome do profissional, como "Clínica Dr. João da Silva"; através de um nome dissociado do profissional, mas relacionado à área de atuação, como "Clínica Dermocenter"; ou ainda adotar um nome associado ao bairro ou à cidade, como "Otorrinos Associados de Copacabana". É preciso avaliar cuidadosamente o que a adoção de qualquer uma dessas estratégias de marca representa.

No primeiro caso, há uma associação clara ao trabalho de um profissional. Se o profissional em questão for bastante conhecido, isso ajuda a atrair novos pacientes. Por outro lado, pode gerar descontentamento nos pacientes que por algum motivo não conseguirem atendimento com o profissional que empresta seu nome ao serviço (não atender pacientes de convênios ou devido à agenda cheia, por exemplo). No segundo caso, o nome escolhido precisa auxiliar na identificação clara dos serviços oferecidos (ao ouvir ou ler o nome Dermacenter, imagino que ali encontro dermatologistas e outros profissionais especializados nos cuidados com a pele). A desvantagem desta opção é "engessar" o potencial de expansão da clínica (que poderia perceber que há uma grande demanda na região por serviços de outra especialidade, como Alergologia). No terceiro caso, o nome do serviço associado a um bairro, cidade ou região também pode criar barreiras para a expansão (no caso, para outras localidades).

Outro detalhe importante na escolha do nome é atentar para a ditadura da ordem alfabética: listagens de serviços credenciadas pelos convênios são apresentadas (tanto em guias impressas quanto em páginas na internet), por cidade e por bairro. A relação dos profissionais e clínicas que atuam em um bairro é apresentada em ordem alfabética. Os usuários que buscam por um profissional e não possuem nenhuma referência ou indicação (advinda da divulgação boca a boca) naturalmente iniciam sua busca por um serviço no bairro que lhes interessa obedecendo à ordem das listagens. Isso significa que pacientes não recomendados iniciam seus contatos para marcação de consultas pela letra A e dificilmente não terão conseguido agendar com um profissional (dentro de parâmetros como horário e dia disponíveis) antes de chegar à letra M, por exemplo.

Para tornar as coisas ainda um pouco mais complicadas, é preciso também considerar a questão da sonoridade: o nome do serviço médico deve ser curto, claro e não permitir entonações diferentes, para ser falado ao telefone pelas atendentes e também para ser distinto ao ser apresentado por escrito (nas peças gráficas e eletrônicas). Ao escolher o nome do serviço, também é fundamental analisar os nomes dos serviços concorrentes. O nome de sua clínica não deve ser semelhante ao de algum concorrente, para evitar que isso gere confusão para os potenciais clientes.

Atendo uma clínica em uma capital do Nordeste. É um grande serviço, mas há outro, ainda maior, na mesma cidade. Na primeira vez que cheguei à cidade para visitar o serviço, quando peguei um táxi e perguntei ao motorista se ele sabia onde era, ele disse que sim e me levou até a porta do concorrente.

Durante minha permanência na cidade, vi o mesmo acontecer a cada táxi que pegava para ir até lá. Taxistas são importantes para serviços de saúde (principalmente para os que atendem uma clientela idosa), pois acabam sendo divulgadores naturais do "melhor hospital" ou do "melhor laboratório" da região.

Planejamos então uma ação para fazer com que os taxistas conhecessem a clínica: foi feito contato com seu sindicato e com as principais cooperativas da cidade e oferecido gratuitamente aos profissionais uma consulta oftalmológica. Os taxistas que compareceram à clínica foram examinados e ainda receberam um brinde (porta-óculos para carro), com a marca da clínica e um folheto com explicações sobre os principais cuidados com a visão.

4.2.2 – A escolha das cores

A escolha da cor (ou das cores) que serão associadas à imagem do serviço médico não pode ser feita com base no gosto pessoal de seus fundadores. É preciso ter em mente que as cores despertam reações psicológicas e até fisiológicas. Elas são elementos de estímulo imediato, capazes de provocar reações (positivas ou negativas) em seus observadores, dependendo de sua utilização.

Profissionais que trabalham com comunicação conhecem a psicologia das cores. Por isso, ouça o designer que for contratado para desenvolver a identidade visual de sua clínica. De qualquer forma, vale a pena se familiarizar com a psicologia das cores aplicada ao marketing e à comunicação.

Branco: sugere pureza. Evoca frescor e limpeza, principalmente quando combinado com o azul.

Preto: sugere nobreza, distinção e elegância. Cor preponderantemente masculina.

Cinza: simboliza a neutralidade. É associado à velhice e à sabedoria. Sua associação com cores mais vibrantes costuma ser muito atraente.

Vermelho: significa força e virilidade. É uma cor essencialmente quente. É associada a sangue, desejo, sexo, agressividade, fogo, fome, perigo, guerra, força, energia, fúria, dinamismo e paixão.

Laranja: é associada a outono, pôr do sol, festa, comida e movimento. Seu uso em logomarcas sugere juventude, acolhida, calor e intimidade.

Amarelo: é uma cor luminosa e muito forte para atrair a atenção, seja sozinho ou em conjunto com outras cores. É feliz, vibrante e vivo.

Verde: cor associada à natureza. O verde mais amarelado sugere uma força ativa, um aspecto ensolarado. É associado também a bem-estar, tranquilidade, juventude e saúde.

Azul: marca certa maturidade. Possui grande poder de atração. Quando sombrio, o azul chama ao infinito. Mais claro, provoca uma sensação de frescor e higiene, principalmente quando associado ao branco.

Roxo: cor associada à meditação e ao mistério. Assim como o preto, remete a nobreza e poder. Também é associada à doença.

Marrom: sugere solidez e segurança.

Rosa: sugere feminilidade e afeição. É uma cor íntima e romântica.

Alguns autores salientam que a preferência por algumas cores também pode estar associada ao nível socioeconômico do público-alvo. As classes menos favorecidas tenderiam a preferir cores menos sofisticadas, ou seja, cores fáceis de serem reconhecidas e nomeadas, como azul, amarelo, laranja e verde.

Cuidado!

- Em design gráfico, é comum que o modismo eleja algumas cores como "as cores do momento". Não escolha a cor de seu logotipo com base na moda. A ideia é que este elemento tão importante de apresentação de sua marca sobreviva às tendências do ano ou da estação.
- Toda logomarca precisa ter uma boa versão em preto e branco (entenda-se por uma boa versão um trabalho um pouco mais elaborado do que transformá-la em tons de cinza), já que em algumas aplicações (brindes, uniformes e fachadas) pode ser necessário abrir mão das cores institucionais.
- Peça ao designer para criar sua logomarca com no máximo três cores. Imagens multicoloridas em logomarcas dificultam a aplicação sobre vários fundos e podem encarecer alguns tipos de impressão (além de ser indicação de um trabalho amador).
- Se você tem intenção de usar papéis coloridos, peça ao designer para testar essas aplicações, pois as cores se comportam de forma bastante diferente sobre um papel branco ou um cinza, por exemplo.
- Verde azulado ou azul esverdeado? Para evitar que seus materiais gráficos sejam produzidos cada um com uma cor diferente, peça ao designer que especifique as cores institucionais em três paletas diferentes: escala Pantone e CMYK (para impressões gráficas) e RGB (para meios digitais e eletrônicos).

4.2.3 - A escolha da família tipográfica

Há uma infinidade de tipos de letras. O desenho de cada família tipográfica também ajuda a comunicar o significado da marca. Apesar de haver tipografias muito parecidas, é fundamental utilizar sempre o mesmo tipo de letra. Além de um alfabeto principal (usado para escrever o nome), é comum a adoção de um alfabeto secundário, empregado nos demais textos (anúncios, cartas, endereços de papelaria institucional, títulos e textos de formulários etc.).

4.2.4 - A criação da logomarca

A logomarca (ou a logo, como preferem alguns) é a representação gráfica do nome da empresa ou do produto. A constância na forma como o nome é apresentado favorece a sua identificação rápida e ajuda a ampliar a lembrança da marca.

Por mais que todos nós sejamos criativos e tenhamos ideias de como desenvolver a logo de nossas empresas, essa tarefa deve ser delegada a um profissional (designer). Logos precisam ser criadas de forma que possam resistir a diversos usos e situações, sem comprometer sua leitura. Precisarão ser reduzidas para serem inseridas em cartões de visitas e canetas, por exemplo, e ainda continuarem a ser fortes e harmônicas quando ampliadas para aplicação em uma fachada ou em um *outdoor*.

4.2.5 - Identidade visual

É o conjunto de elementos formais que representa visualmente e de forma sistematizada um nome, uma ideia, um produto, uma empresa, uma instituição ou um serviço. Esse conjunto de elementos costuma ter como base o logotipo, um símbolo visual e as cores determinadas.

A consolidação de uma marca requer sempre o uso correto de todos os seus elementos visuais. A logomarca não deve ser alterada, seja nas suas cores, diagramação ou proporções. Para garantir que a logomarca seja aplicada corretamente em qualquer meio, é preciso que as pessoas envolvidas com a criação e com a produção de materiais gráficos e eletrônicos que reproduzam a logomarca tenham acesso ao Manual de Identidade Visual.

4.2.6 - Manual de Identidade Visual

É um documento técnico, concebido por designers gráficos, contendo recomendações, especificações e normas essenciais para a utilização de uma determinada logomarca, com o objetivo de preservar suas propriedades visuais e facilitar a correta propagação, percepção, identificação e memorização. Esse documento pode ser mais ou menos extenso em função da complexidade do contexto onde a marca a que se refere será utilizada. O Manual de Identidade Visual de um serviço médico deve conter:

- Aspectos formais da marca: elementos que compõem o símbolo gráfico e as variações formais da marca: preto-e-branco, tons de cinza, chapado.
- Variações da assinatura da marca: padrão de assinatura horizontal, padrão de assinatura vertical e variações formais da assinatura com e sem *slogan*.
- Aspectos técnicos da marca: cor (Pantone, RGB, CMYK), fonte, dimensões, direção etc.

• Padrão de utilização da marca no material institucional: papel timbrado, envelope, etiqueta, adesivo, receituário, uniforme, pasta e sacola para exames, frota etc.

• Dimensões mínimas e máximas para a impressão.

• Padrão para utilização da marca em fundo colorido, preto, branco e monocromático.

4.3. Ações mais comuns para desenvolver o significado da marca

4.3.1 - Relações públicas

São os esforços relacionados à criação e à manutenção de uma avaliação positiva das atitudes públicas que uma pessoa ou empresa executa. As ações de relações públicas devem integrar um programa de ação, com o objetivo de ampliar a receptividade da marca. Ao se estabelecer uma política de relações públicas para um serviço de saúde, é necessário dimensionar todos os tipos de público com os quais a clínica ou o hospital precisa se relacionar (clientes, funcionários, sócios, fornecedores, entidades, comunidade médica e imprensa, por exemplo) e identificar a imagem que deseja projetar a partir da seguinte análise:

• Imagem atual: qual a imagem que o serviço tem diante do público visado?

• Imagem espelho: qual a imagem que pensa ter?

• Imagem desejada: qual a imagem que deseja ter?

Margarida Kunsch[7], da Escola de Comunicação e Artes (ECA) da Universidade de São Paulo (USP) afirma que o mercado de trabalho de Relações Públicas abarca no âmbito do universo organizacional as atividades com finalidades institucionais específicas ou então em apoio a áreas como a de recursos humanos e a de marketing, no que se refere à comunicação com o público interno, os clientes e os consumidores.

Ricardo Monteiro Dias, em *Intervenção das Relações Públicas no âmbito hospitalar*[8], salienta que a comunicação ganha cada vez mais importância nas organizações e que paralelamente a este crescimento existem inúmeros debates e dúvidas acerca do espaço dos profissionais de Relações Públicas (RPs) no mercado, enquanto gerentes da comunicação organizacional, mas que a atuação dos RPs nos hospitais já é percebida há algum tempo.

O autor afirma que o principal papel do RP nas instituições de saúde está no âmbito da humanização, pois nos hospitais seu papel é pesquisar, planejar, executar e avaliar ações de comunicação direcionadas para os diversos públicos da instituição, valorizando a identidade organizacional e consolidando a imagem do hospital nos segmentos trabalhados. Como exemplo, Dias cita a elaboração do plano de comunicação da instituição, a organização e a execução de campanhas institucionais e de eventos (socioculturais ou técnico-científicos), a pesquisa de satisfação do cliente, a elaboração de publicações e os instrumentos de comunicação interna etc.

[7] Trabalho apresentado no XXXI Congresso Brasileiro de Ciências da Comunicação, em Natal (RN), em setembro de 2008.

[8] Disponível em: <www.intercom.org.br/papers/nacionais/2008/resumos/R3-1331-1.pdf>.

Cabe, sobretudo, aos profissionais de Relações Públicas gerenciarem essas ações no sentido de humanizar os relacionamentos que se estabelecem no cotidiano hospitalar. Entre as ações pertinentes às Relações Públicas, estão:

Pesquisas e auditorias de opinião: pesquisa e auditoria institucional, auditoria de imagem, auditoria da comunicação organizacional etc.

Comunicação dirigida escrita (impressa/virtual): auxiliar e/ou elaborar publicações (como revistas, manuais e boletins), folhetos, cartazes, *folders*, *banners*, jornal-mural, comunicação visual, mala-direta, entre outros instrumentos que agilizem a circulação de informações entre gestores, profissionais, funcionários, colaboradores e usuários, "envolvendo" tais públicos nos acontecimentos do cotidiano hospitalar; além da criação e monitoramento de *homepages*, vídeos institucionais, caixas de sugestões, ouvidoria, manuais etc.

Comunicação dirigida aproximativa: realização de eventos socioculturais, técnico-científicos e administrativos.

Realização de campanhas: de cunho educativo bem como exposições, mostras e programas de visita.

Dias descreve conjuntos de ações capazes de responder às demandas de comunicação pertinentes a um hospital.

• Capacitar os funcionários para o novo conceito de atenção à saúde (atendimento e acolhimento ao público).

• Integrar os profissionais da Saúde ao processo de humanização e comunicação interna.

• Apreender e desenvolver as redes, os níveis e os fluxos de comunicação no âmbito do hospital, levando em consideração o equilíbrio dos interesses individuais e organizacionais.

• Estimular a realização de parcerias e o intercâmbio de conhecimentos, experiências e pesquisas em humanização da assistência.

• Fortalecer, articular e divulgar as iniciativas de humanização já existentes nos hospital tanto junto ao público interno quanto ao externo.

4.3.2 – Assessoria de imprensa

Por que aquele médico é citado com frequência na mídia? O que faz com que um determinado profissional esteja sempre entre os entrevistados nos programas de TV quando o tema é sua especialidade? Como a imprensa o descobriu?

Se você já se fez estas perguntas e até se questionou sobre por que a imprensa não lhe procura, posso lhe garantir que a grande maioria das inserções de médicos em matérias jornalísticas publicadas em jornais, revistas, portais de notícias, programas de TV e rádio é fruto do trabalho de uma assessoria de imprensa, ou como hoje já é mais usado, uma assessoria de comunicação, responsável por conseguir uma mídia espontânea que agrega credibilidade aos produtos, serviços e/ou instituições.

Saúde é uma ótima fonte de notícias. As pessoas têm dúvidas – e interesse – sobre doenças e qualidade de vida. Se saúde é pauta, os médicos precisam ter na imprensa uma aliada, não necessariamente na busca por promoção pessoal, mas principalmente para fazer com que a população saiba mais e entenda a importância de buscar o atendimento profissional.

Profissional: esta é a palavra-chave da questão. Para auxiliar o médico em seu relacionamento com a imprensa, é muito importante contar com o auxílio dos profissionais da área, com as assessorias de comunicação. As assessorias são empresas que focam seu trabalho no relacionamento entre seus clientes e a imprensa. Para isso, desenvolvem um trabalho que passa por ensinar ao seu cliente a como se relacionar com a imprensa, estabelecer assuntos com potencial de se transformarem em notícias (pautas) e acompanhar os resultados desse trabalho.

Artistas, jogadores de futebol, advogados, arquitetos, médicos e outros profissionais, empresas e até mesmo cidades (que se transformam, por exemplo, em destinos turísticos superbadalados) utilizam serviços de assessorias de imprensa. Mas divulgar médicos e serviços de saúde é um trabalho que requer uma atenção especial. Afinal, é preciso evitar o excesso de exposição e atentar para a regulamentação do Conselho Federal de Medicina (CFM) quanto ao que pode ser divulgado. Por isso, é fundamental escolher um bom assessor de imprensa, alguém que tenha experiência na área da Saúde.

Matéria publicada na revista *Ser médico*, em janeiro de 2009 (edição 46), abordou a questão da falta de conhecimento de muitos assessores de imprensa sobre a regulamentação para a divulgação de assuntos médicos. O texto fala sobre o crescente número de *releases* (textos produzidos por assessorias de imprensa e assinados por jornalistas ou relações públicas, sugerindo pautas sobre produtos e serviços ou propondo entrevistas com profissionais) sobre "novidades" na área da Saúde, o que fere o Código de Ética Médica e a resolução 1.974/11, que trata especificamente sobre a divulgação de serviços médicos e visa a coibir a publicidade indevida ou enganosa, o sensacionalismo, a exposição pública de pacientes, a mercantilização da Medicina e a prática de concorrência desleal entre médicos. No capítulo 7 deste livro, você conhecerá o resumo das normas que devem ser seguidas na divulgação de serviços médicos.

Curiosidade

Para melhorar a capacitação de jornalistas e assessores de imprensa que trabalham com o segmento Saúde, algumas iniciativas já têm sido feitas, como os cursos de Jornalismo em Saúde ministrados pelo Hospital Albert Einstein (que chegou a sua oitava edição em 2012), pelo Hospital do Câncer, pela Universidade de São Paulo (USP) e pela Associação Médica Brasileira (AMB).

Infelizmente, não adianta contratar uma assessoria de imprensa e esperar que os milagres aconteçam: um médico que conte com uma assessoria de imprensa precisa ter em mente que deverá estar disponível para entrevistas e participações em programas de TV e rádio, pois buscar essas oportunidades é parte significativa do trabalho da assessoria e, se uma entrevista for marcada e o médico não atender ao telefonema do repórter ou escolher com quem falará, dispensando programas menores, por achar que eles estão abaixo de seu padrão, a assessoria contratada não será apenas ineficaz: ela gerará uma imagem negativa do médico diante da mídia.

Dicas

Ricardo Machado, experiente assessor de imprensa que atua no segmento da Saúde, oferece algumas sugestões importantes para médicos em seu relacionamento com a imprensa. Todas as suas sugestões, bem diretas, começam com NUNCA FAÇA:

- Negar-se a responder uma pergunta, demonstrando má vontade.
- Pedir para ler a reportagem antes da publicação (é melhor enfatizar que está disponível para qualquer esclarecimento posterior, fornecendo o número do celular e o e-mail, por exemplo).
- Tecer comentários negativos sobre outros especialistas.
- Tecer comentários sobre assuntos que não lhe foram perguntados ou que não são da sua competência.
- Pedir para o repórter não publicar uma informação. Se há informações sigilosas, elas devem ser omitidas. Passar a informação e pedir a sua não publicação é um "absurdo" do ponto de vista do jornalista, que tem compromisso apenas com o veículo e com o seu público.

Considero que as ações de relações públicas e de assessoria de imprensa são mais adequadas para a divulgação de serviços de saúde do que a inserção de mensagens publicitárias, embora não gerem necessariamente resultados em curto prazo. Campanhas publicitárias requerem um volume muito maior de investimentos e ainda podem comprometer o relacionamento do médico com a comunidade científica (entidades médicas não costumam ver com bons olhos tais ações, que beiram a mercantilização da Medicina). Além disso, há sempre uma grande dispersão da mensagem. Acredito mais na eficácia de ações de comunicação focadas e diretas, que representam investimentos menores e possibilitam uma seleção mais efetiva do público-alvo.

4.3.3 - Boletins informativos e revistas

São ótimas formas para serviços de saúde manterem contato regular com seus públicos. O caráter informativo das publicações (que não podem ser confundidas com *folders* institucionais dos serviços) confere a esta forma de comunicação mais credibilidade e permite que a mensagem atinja várias pessoas (a média de leitores por exemplar é superior à de materiais eminentemente publicitários).

Manter uma publicação própria, com edições regulares, representa um investimento financeiro comparável à inserção de mensagens publicitárias em várias mídias (é preciso contar com o trabalho de pelo menos um jornalista e um diagramador, além de arcar com os custos de impressão e postagem).

4.3.4 - Folheteria e apresentação virtual

Muitas vezes, é preciso mostrar a potenciais clientes, indicadores de pacientes ou operadoras de planos de saúde as instalações, os serviços e a filosofia de trabalho. A visita é uma forma muito interessante, pois agrega credibilidade ao que é dito, mas às vezes isso não é possível. Por isso, é importante desenvolver um bom material de apresentação, impresso e também em mídia digital, que possa ser enviado a esses interlocutores.

Infelizmente, esse tipo de material não combina com economias exageradas. Quem tenta economizar na produção das fotos, nas animações ou na trilha sonora da apresentação corre o risco de ter seu serviço percebido também como algo tacanho. O site do serviço segue as mesmas regras, apenas merece uma linguagem diferente, já que, ao contrário do folheto institucional e da apresentação virtual, sobre os quais é possível ter controle sobre quem receberá, e com isso usar uma linguagem direcionada, o site poderá ser acessado por qualquer pessoa, com níveis e interesses diferentes. Por isso, precisa ser mais didático.

A comunicação é uma ferramenta potente para qualquer serviço, mas rejeita absolutamente improvisações. Tentativas isoladas, sem planejamento, também terminam invariavelmente sem atender às expectativas da empresa. O que é fato em qualquer setor é ainda mais evidente no setor de saúde. Muitos segmentos profissionais na área encaram a promoção como um resultado de pouco respaldo científico ou de pouca clientela. Mais que isso, para evitar os exageros e as promessas inalcançáveis, que podem comprometer a imagem de toda a categoria, entidades de classe, como os conselhos regionais de Medicina, têm resoluções que determinam o que pode e o que não pode ser feito na divulgação dos serviços.

Cada paciente fidelizado pelo serviço representa um novo propagandista, além de reduzir os custos com a constante necessidade de reciclar a carteira de clientes.

4.4. Criando o significado da marca

A Clínica Mayo é considerada uma das marcas mais fortes no setor de serviços médicos. Para muitos, pode parecer curioso que ela consiga fazer isso usando muito pouco de divulgações em mídias tradicionais. Ela preserva a credibilidade de sua marca por meio das experiências de seus clientes. Os valores centrais da organização (trabalho em equipe, responsabilidade dos médicos, atenção aos pacientes, equipes de alta qualidade e instalações) fazem parte do modelo de atenção à saúde que a clínica oferece a seus clientes e que garante que o significado de sua marca seja vivenciado sob a forma de experiências positivas.

Valerie Zeithaml escreveu sobre um estudo conduzido entre os principais tomadores de decisão nos Estados Unidos em 2003 acerca de quais instituições do setor de saúde eles escolheriam no caso de um problema de saúde grave. A Clínica Mayo foi apontada por 27% dos entrevistados. A segunda colocada alcançou 9% das indicações. A autora também menciona outras pesquisas, que indicam que 95% dos pacientes da Clínica Mayo afirmam que são capazes de emitir voluntariamente opiniões positivas sobre os serviços que receberam lá.

Já em terras brasileiras, Francisco Alberto Madia de Souza descreveu uma pesquisa conduzida durante sete meses - entre agosto de 2005 e fevereiro de 2006 - por uma equipe de jornalistas do *Jornal DCI* (São Paulo) junto a 235 médicos de 26 especialidades diferentes, com objetivo de identificar quais eram, na opinião dos entrevistados, os melhores hospitais, laboratórios e planos de saúde do país. O autor chamou o resultado de *"share of doctor"*, salientando que esses profissionais representavam quem era de fato o cliente dos serviços de saúde, já que possuem enorme poder de indicação de estabelecimentos. Na categoria laboratório de análises clínicas, o Laboratório Fleury recebeu 61% das preferências dos médicos, contra 32% do Delboni Auriemo, segundo indicado. Na categoria hospital, o Albert Einstein alcançou 53% da preferência dos médicos, seguido por 26% obtidos pelo Sírio Libanês.

4.4.1 - Gerenciando o patrimônio da marca

Como vimos, a construção do patrimônio da marca é um trabalho que passa por alguns aspectos que estão completamente sob o gerenciamento da empresa (como a marca apresentada e o conhecimento da marca), e outros, relacionados ao significado da marca, sobre o qual não se tem total controle, principalmente em serviços de saúde, pois o fator humano é extremamente decisivo nas experiências vivenciadas pelos pacientes e não depende exclusivamente do treinamento da equipe, já que a disposição e a receptividade (por que não dizer, o estado de espírito) do usuário dos serviços é capaz de alterar completamente o atendimento oferecido e a experiência vivida.

O grande desafio vivenciado pelos serviços de saúde é gerenciar o patrimônio de sua marca, conservando a imagem positiva e neutralizando e revertendo aquilo que é negativo. Leonard Berry sustenta que o patrimônio de uma marca pode ser administrado por meio de quatro estratégias, mostradas na figura 3.

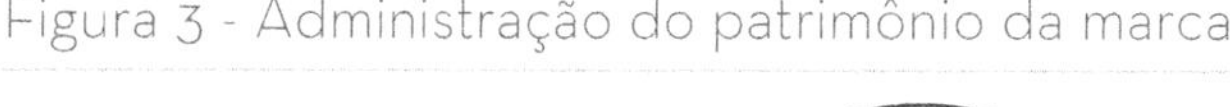

Figura 3 - Administração do patrimônio da marca

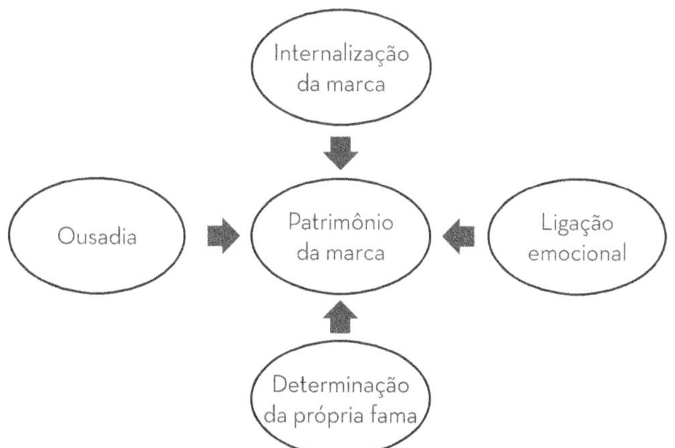

Vejamos como é possível gerenciar o patrimônio da marca em um serviço de saúde a partir das estratégias citadas por Berry.

a) Ousadia

Berry afirma que as empresas com marcas fortes desenvolvem um esforço consciente e sistemático pela construção de uma personalidade de marca distinta dos concorrentes. Isso pode significar, por exemplo, focar em um nicho de mercado.

Um exemplo

O Cepem[9] é um centro de diagnóstico por imagem com sede na cidade do Rio de Janeiro. Foi fundado há 18 anos, tem duas unidades em bairros com grande fluxo de pacientes e concentração de médicos (os solicitantes dos exames que realiza). O centro mantém convênios com as principais operadoras de planos de saúde com atuação na cidade. Até este ponto, poderíamos dizer que o Cepem é um serviço basicamente igual a todos os seus concorrentes, mas isso não é verdade. O nome completo do Serviço é Centro de Diagnóstico da Mulher. Seus criadores ousaram criar um serviço de diagnóstico por imagem que é um "clube da Luluzinha" e, com isso, construíram uma personalidade para a marca completamente distinta das de seus concorrentes.

b) Internalização da marca

Nas empresas prestadoras de serviços, a construção de um significado para a marca é mais fácil do que em empresas que produzem bens tangíveis, porque cada momento de contato do cliente com a empresa de serviços é uma oportunidade de divulgar seus valores de forma muito mais efetiva do que por meio de propagandas veiculadas em mídia. A vivência reforça – ou derruba – a promessa de valor dos serviços.

Internalizar a marca, para Leonard Berry, significa explicar e vender a marca aos funcionários, além de treiná-los para que adquiram comportamentos que reforcem a marca, ou seja, envolvê-los no trabalho de cuidar da marca. O autor afirma que, da mesma forma que a construção da marca é um processo contínuo junto aos clientes, a internalização da marca é um processo contínuo com os funcionários.

Em minha opinião, o maior problema da internalização da marca em serviços médicos ocorre junto aos médicos. Não os fundadores da clínica, aqueles que mesmo que nunca tenham escrito sua missão, visão e valores sabem o que fazem, o que prezam e onde pretendem

---

[9] Extraído de: <www.cepem.med.br>.

chegar. O problema está no corpo clínico, formado muitas vezes por médicos que atuam em várias clínicas e a quem nunca se oferece qualquer treinamento ou orientação que lhes permita entender qual é, de fato, a proposta da marca.

"Não precisa agendar consulta não. Dá uma passadinha aqui na próxima terça que eu vejo você". Uma gentileza de um médico atencioso, que, mesmo sabendo que não receberá por essa consulta, insiste em acompanhar a evolução do paciente, pode se transformar em um potencial tumulto para a equipe da recepção. Se o médico atencioso receber na "próxima terça" quatro pacientes não agendados, que chegam justamente na hora de maior movimento à recepção e dizem às atendentes: "o doutor mandou que eu viesse até aqui hoje", a atenção do médico pode ajudar a destruir a construção de uma marca com foco na pontualidade e na organização. Por isso, é tão importante que mesmo médicos que só estejam na clínica uma tarde por semana sejam informados sobre a cultura da clínica e internalizem a marca.

c) Ligação emocional

As grandes marcas (que necessariamente não são as de grandes empresas, é claro) conseguem ir além do nível racional e estabelecem com seus públicos uma ligação que envolve intimidade, afeto e confiança. Tínhamos exemplos bem claros disso nos consultórios de clínicos antes do advento dos planos de saúde. Estabelecia-se um vínculo de afeto e de confiança muito diferente do que vemos hoje. Os clínicos tratavam de toda a família e conheciam suas histórias. Eles também tinham suas histórias pessoais compartilhadas com seus pacientes. Nas cidades menores, ainda hoje temos esse vínculo ocorrendo de forma natural entre médicos e seus clientes. Mas, nos maiores centros, em serviços que atendem centenas de pacientes todos os dias, é preciso estabelecer mecanismos que façam a ligação emocional acontecer. A marca de um serviço de saúde precisa "contar sua história" e estabelecer canais de comunicação que sejam capazes de transformar essa história em um vínculo.

Além das próprias histórias de como a clínica foi inaugurada, da trajetória de seus titulares e de suas motivações (que pode ser sintetizada em um painel ou em um *folder*), é possível criar uma ligação emocional por meio de uma causa de cunho social ou ambiental que seja apresentada e compartilhada entre a equipe e os clientes. O meio ambiente, a sustentabilidade e a educação para a cidadania são temas capazes de gerar essa ligação.

PLANEJAMENTO DE COMUNICAÇÃO DE UM SERVIÇO DE SAÚDE

Capítulo 5

Planejamento de comunicação de um serviço de saúde

Neste capítulo, apresento um roteiro para o desenvolvimento de um planejamento de comunicação de um serviço de saúde. Ele foi adaptado da proposição de Marcelo Abílio Públio, publicada no livro *Como planejar e executar uma campanha de propaganda*.

Minha intenção não é menosprezar o trabalho e a relevância dos profissionais que, assim como eu, dedicam-se ao marketing e à comunicação, tentando oferecer uma ferramenta do tipo "faça você mesmo". Ao inserir no livro este roteiro (e os exemplos de planejamento que serão objetos do próximo capítulo), quero lhe ajudar a entender os aspectos e a complexidade do trabalho de comunicação, quando elaborado de forma consciente. Leia-o, rascunhe o plano de divulgação de seu serviço e discuta-o com os profissionais que contratar para cuidar dela. Primeiro, o sumário do planejamento: vamos entender o que deve ser explicado em cada tópico.

Itens que compõem o planejamento de comunicação

1) Introdução

Parte 1 - Análise da situação da organização e do ambiente mercadológico
2) Ambiente externo:
    2.1 – Macroambiente
    2.2 – Microambiente
    2.3 – Consumidores
3) Análise do ambiente interno da organização
4) Análise Swot
5) Interpretação do diagnóstico

Parte 2 - Plano de comunicação de marketing
6) Missão, visão e valores
7) Objetivos e estratégias de marketing

8) Objetivos e estratégias de comunicação

    8.1 – Problema de comunicação

    8.2 – Objetivos de comunicação

    8.3 – Descrição do público-alvo da comunicação

    8.4 – Estratégias de comunicação

    8.5 – Plano de ação ou táticas de comunicação

9) Posicionamento: o que comunicar

10) Criação: como comunicar

    10.1 – Conceito criativo

    10.2 – Tema

    10.3 – Abordagem da campanha

    10.4 – Slogan/assinatura

    10.5 – Descrição e apresentação das peças

    10.6 – Defesa das peças

11) Meios planejados para a difusão da comunicação

    11.1 – Objetivo de mídia

    11.2 – Estratégias de mídia

    11.3 – Táticas de mídia

    11.4 – Programação de mídia

12) Verba e orçamento da campanha

13) Viabilidade econômica

14) Cronograma de ações e métodos de avaliação e controle

15) Referências (bibliográficas e digitais)

5.1. Introdução

Apresenta o planejamento, mencionando a problemática que levou ao seu desenvolvimento, seus objetivos e sua justificativa.

No planejamento

Basta um ou dois parágrafos, já que o objetivo é que quem leia o documento consiga identificar rapidamente sobre o que ele trata.

5.2. Ambiente externo

Neste tópico, situamos aspectos externos que interferem na organização. Tradicionalmente, dividimos o ambiente externo em dois grupos: macroambiente e microambiente.

O macroambiente compreende fatores externos que afetam não só sua clínica ou seu hospital como também muitas outras empresas, de seu setor ou não. Esses aspectos são chamados de ambientes. Os principais ambientes são: geográfico, demográfico, político, econômico, legislativo, tecnológico, cultural e social. Repare que nenhuma empresa pode fazer algo para alterar as taxas de natalidade, nem a variação cambial ou o ritmo das inovações tecnológicas, mas tudo isso pode afetar seus negócios. Identificando o papel desses ambientes sobre si, a empresa consegue se preparar melhor para enfrentar seus efeitos.

No planejamento

É importante mencionar os fatores que podem interferir em seu negócio. Por exemplo: a redução da natalidade e o envelhecimento da população afetam diretamente o mercado de saúde. Por isso, devem ser analisados aqui. Outro ambiente que afeta os serviços de saúde é o ambiente econômico: as variações cambiais interferem nos planos de aquisição de equipamentos importados e retrações econômicas fazem com que empresas cortem o benefício do plano de saúde de seus colaboradores, assim como períodos de expansão geram efeito contrário e isso pode alterar o movimento de serviços de saúde que têm nas operadoras sua principal fonte pagadora.

O microambiente também é chamado de análise do setor. Em sua avaliação, também são enfocados aspectos externos à organização, mas bem mais próximos. As ações de sua empresa afetam o microambiente, assim como ela é afetada por ele também. No microambiente, analisamos os fornecedores, os concorrentes, os clientes e potenciais clientes e as fontes pagadoras (no caso dos serviços de saúde, além dos próprios pacientes, podemos ter o Sistema Único de Saúde – SUS e as operadoras de planos de saúde).

Se, por exemplo, há apenas um fornecedor de insumos, sua clínica fica refém de suas alterações de preços. O mesmo acontece se todo (ou grande parte de) seu faturamento advém da mesma operadora de planos de saúde. O tamanho e a imagem de seus concorrentes também precisam ser avaliados. Afinal, seus esforços de comunicação certamente encontrarão os deles pela frente. Sobre os pacientes, atuais e potenciais, vale a pena considerar se atualmente o perfil dos pacientes atendidos corresponde àquele capaz de oferecer mais retorno para a clínica. Se o maior potencial de retorno estiver, por exemplo, no atendimento a pacientes idosos, este será um referencial importante para o desenvolvimento das estratégias de comunicação.

5.3. Análise do ambiente interno da organização

É preciso fazer uma análise de sua organização, destacando em seu histórico expansões já realizadas, os serviços que oferece, preços praticados, fontes pagadoras e seus principais diferenciais em relação à concorrência.

No planejamento

Neste item, é importante que se faça uma avaliação bastante profunda. Muitas vezes, os problemas da clínica não estão na baixa visibilidade, mas, sim, na dificuldade em fidelizar seus pacientes. Se isso for percebido, busque os motivos. Talvez seu preço seja mais alto do que o valor percebido por seus pacientes (que, "decepcionados", não voltam). Talvez sua equipe de atendimento não esteja devidamente preparada e por isso atua como uma "propaganda contra" o trabalho que você faz.

Se com a análise do ambiente interno você perceber que há outros problemas relevantes além da comunicação de seu serviço, interrompa o planejamento de comunicação, resolva o problema (o que pode significar, nos exemplos que citei, uma decisão de rever preço ou de buscar atrair outro tipo de clientela ou, no caso da equipe não preparada, investir em treinamento) e só depois volte a pensar em sua divulgação. Mas lembre-se: resolver o problema é URGENTE!

5.4. Análise Swot

A análise Swot – forças (*Strengths*), fraquezas (*Weaknesses*), oportunidades (*Opportunities*) e ameaças (*Threats*) – é um modelo de análise criado pelos professores Kenneth Andrews e Roland Andrews, de Harvard, que sugere um olhar sobre as oportunidades que há para crescimento da organização, as ameaças as quais ela está sujeita, seus pontos fortes e fracos. Repare que as oportunidades e as ameaças dizem respeito ao ambiente externo, a áreas sobre as quais a organização não exerce interferência, mas que vive suas consequências e desdobramentos no dia a dia. Já as forças e as fraquezas relacionam aspectos do microambiente ou do ambiente interno. São os pontos sobre os quais a empresa precisa trabalhar, seja porque essas características são as responsáveis pela atração e pela manutenção de seus clientes, seja porque são capazes de afastá-los.

Figura 4 - Esquema para análise Swot

Strengths (forças) Seus pontos positivos, aquilo que lhe oferece capacidade de disputar mercado com seus concorrentes.	***Weaknesses (fraquezas)*** Seus pontos negativos, o chamado "calcanhar de Aquiles" de sua empresa.
Opportunities (oportunidades) Situações de mercado que oferecem chances para expansão dos negócios ou para a consolidação de um diferencial competitivo.	***Threats (ameaças)*** Situações que podem ameaçar seus planos, por reduzirem sua capacidade competitiva, por mudarem as regras do mercado.

Marcelo Abílio Público também apresenta um quadro como referência de por onde começar sua análise de pontos fortes e fracos. Ao que é proposto por este professor, fiz nos tópicos a seguir algumas pequenas adaptações para focar em serviços de saúde no que diz respeito as suas forças ou aos seus pontos fortes.

5.4.1 – *Know-how* da empresa em determinado assunto

Na área da Saúde, pode ser associado a uma superespecialização, que se expressa pelo referenciamento do serviço por outros profissionais.

5.4.2 – Novo procedimento ou técnica, derivado de um investimento em pesquisa e desenvolvimento

A maioria dos novos procedimentos, técnicas e tratamentos requerem, antes de sua utilização, o reconhecimento da comunidade científica e a liberação da Agência Nacional de Vigilância

Sanitária (Anvisa), mas, por exemplo, ser a criadora "daquela" dieta revolucionária que atrai celebridades é um ponto forte significativo para os serviços com foco em estética e em beleza.

5.4.3 - Localização privilegiada

Se sua clínica estiver instalada próxima ou com fácil acesso ao local onde seus atuais e potencias pacientes moram ou trabalham, você certamente tem aí um ponto forte importante. Atualmente, também é possível notar o crescimento do número de serviços de saúde em complexos de shoppings. Esse tipo de localização vai ao encontro da busca por praticidade e comodidade (segurança, estacionamento e facilidade para resolver várias questões em um só lugar) dos habitantes dos grandes centros urbanos.

5.4.4 - Valores agregados ao seu serviço

O renome do médico ou a marca do hospital, fazer parte de um grupo maior com grande prestígio na comunidade ou ter seu serviço instalado dentro de um hospital tradicional, por exemplo, podem ser pontos fortes que geram vantagem competitiva diante de concorrentes.

5.4.5 - Percepção por parte do público-alvo de serviços de alta qualidade

Para atingir esta percepção, é claro que os gestores do serviço precisam ter investido tempo e dinheiro para entender sua clientela e oferecer aquilo que vai ao encontro de seus desejos.

5.4.6 - Lembrança espontânea da marca (*brand awareness*)

Um serviço de saúde que é o primeiro a ser lembrado pelas pessoas de sua cidade (ou do país) quando pensam, por exemplo, em Cardiologia, conseguiu conquistar um ponto forte muito importante, principalmente no que tange a melhores margens de lucro.

5.4.7 - Conceito de campanha que cria empatia com o público-alvo

Criar empatia significa estabelecer um canal de comunicação muito forte com seu público-alvo. Quando a Unimed-Rio diz em suas campanhas "O melhor plano de saúde é viver. O segundo melhor é a Unimed", ela está usando uma premissa – "O melhor plano de saúde é viver" – com a qual todos concordam. Isso gera empatia e, por consequência, mais predisposição do público-alvo para aceitar a afirmativa seguinte (a que cita a marca e a posiciona como o melhor entre os "planos de saúde").

5.4.8 - Estrutura interna da empresa em relação aos concorrentes

Se a clínica ou serviço tem processos mais bem definidos que seus concorrentes, é muito provável que essa organização transpareça no atendimento que oferece a seus pacientes. Muitos serviços menores conseguem obter na estrutura interna um bom ponto de diferenciação de seus concorrentes de maior porte. Por outro lado, grandes hospitais e clínicas que oferecem soluções completas (consultas, tratamentos e exames dentro de uma especialidade), também ampliam sua visibilidade diante dos potenciais clientes.

5.4.9 – Alta capacidade de gestão por parte dos dirigentes e respostas rápidas aos problemas

Problemas fazem parte de qualquer negócio. Um dos pontos que difere um negócio bem-sucedido de outro, com resultados que deixam a desejar, é a capacidade de resposta.

5.4.10 – Alto índice de motivação dos colaboradores

Uma equipe motivada atende com mais disposição, responde mais rápido às situações adversas e, assim, transforma o atendimento que seu serviço oferece em um diferencial. Infelizmente, não temos espaço aqui para discutir mais sobre este tema tão importante. No capítulo 9, apresento algumas sugestões de leitura, inclusive sobre a construção de equipes que se transformam em diferenciais competitivos.

5.4.11 – Alto poder de negociação com os fornecedores (baixo custo)

Grandes serviços de saúde conseguem reduzir custos de insumos, por fazerem compras em maior volume. Com isso, podem praticar preços mais competitivos ou obter margens de lucro mais vantajosas.

5.4.12 – Tamanho da empresa em relação ao mercado (participação)

Se a clínica ou hospital é maior que seus concorrentes, ele será mais rapidamente lembrado. Se aliado ao tamanho (capacidade de atendimento) temos também um grande percentual do mercado, temos um ponto forte importante.

5.4.13 – Alto nível de conhecimento por parte do público

O nível de conhecimento do público sobre o serviço médico não está associado exclusivamente ao seu tamanho (embora a ideia de um hospital geral, por exemplo, sugira à comunidade que naquele estabelecimento ele encontrará todas as especialidades e procedimentos). O alto nível de visibilidade muitas vezes está associado a um planejamento eficiente do *mix* de marketing (inclusive, é claro, da divulgação).

5.4.14 – Tempo de existência da marca (tradição)

Serviços com mais tempo de mercado detêm uma imagem mais consolidada diante da comunidade onde estão inseridos. Se essa imagem for positiva, transforma-se em um ponto forte diante da concorrência.

5.4.15 – Fidelidade dos consumidores

Clientes fiéis são o principal patrimônio de qualquer empresa. Nos serviços de saúde, isso não é diferente. Muitos médicos atendem várias gerações de uma mesma família. Outros veem a cada mês um volume maior de novos pacientes ocupar os horários em suas agendas. O que é melhor? Sem sombra de dúvida, a clientela fiel. Ela custa menos para chegar ao consultório (menor volume de investimentos em divulgação) e se difunde naturalmente (um paciente satisfeito indica os serviços de seu médico para outros pacientes).

5.4.16 – Tamanho e lealdade da base de clientes

Para um serviço de saúde crescer – e sustentar seu crescimento –, é preciso não só ter uma grande base de pacientes, mas também que eles sejam fiéis. Pacientes fiéis são "embaixadores" da clínica. Falam bem dela e a defendem em seus círculos de relacionamentos pessoais.

5.4.17 – Capacidade ociosa

Ter horários vagos para atendimento pode ser um ponto forte ou fraco de um serviço de saúde. Pode significar que há como crescer sem prejudicar a qualidade dos serviços. Pode também significar que a clínica tem se mostrado incapaz de atrair mais pacientes. A avaliação do papel da capacidade ociosa deve ser feita com base na evolução histórica do serviço.

5.4.18 – Missão e valores bem definidos

Saber quem se é, onde se deseja chegar e pelo que se preza enquanto instituição de saúde é fundamental para que todas as estratégias de mercado sejam traçadas. Para entender um pouco desses três pilares de uma empresa, leia o item 6 da parte 2 deste roteiro.

No planejamento

Questione-se: quais são os pontos fortes e os pontos fortes de seu serviço? No quadro abaixo, eles estão listados lado a lado. Marque em cada aspecto como se posiciona seu serviço.

Forças ou pontos fortes	Fraquezas ou pontos fracos
Know-how da empresa em determinado assunto	Dificuldade de adquirir *know-how* em determinada área
Um novo procedimento ou técnica, derivado de um investimento em pesquisa e desenvolvimento	Serviços não diferenciados em relação aos concorrentes
Localização privilegiada	Localização desprivilegiada
Valores agregados aos seus serviços	Serviços com baixo valor agregado
Percepção por parte do público-alvo de serviços de alta qualidade	Percepção por parte do público-alvo de serviços de baixa qualidade
Lembrança espontânea da marca (*brand awareness*)	Histórico de comunicação ruim, conceito de campanha fraco
Conceito de campanha que cria empatia com o público-alvo	Problemas de imagem em relação ao público-alvo
Alta capacidade de gestão por parte dos dirigentes e respostas rápidas aos problemas	Baixa capacidade de gestão por parte dos dirigentes e respostas lentas aos problemas
Alto índice de motivação dos colaboradores	Baixo índice de motivação dos colaboradores
Clima organizacional agradável	Alto índice de *turnover*
Alto poder de negociação com os fornecedores (baixo custo)	Baixo poder de negociação com os fornecedores (alto custo)
Altas margens de retorno	Controle inadequado dos custos
Tamanho da empresa em relação ao mercado (participação)	Tamanho da empresa em relação ao mercado (participação)
Alto nível de conhecimento por parte do público	Baixo nível de conhecimento por parte do público
Tempo de existência da marca (tradição)	Tempo de existência da marca (pouca tradição)
Fidelidade dos consumidores	Infidelidade dos consumidores
Tamanho e lealdade da base de clientes	Vulnerabilidade na competição
Capacidade ociosa	Capacidade ociosa
Missão e valores bem definidos	Falta de definição das estratégias

5.5. Interpretação do diagnóstico

Fazer a análise dos ambientes externos e internos serve como uma verdadeira terapia. Ao chegar a este ponto, é possível entender o que "há de errado" com a empresa e quais são as suas "virtudes" que talvez não venham sendo devidamente valorizadas. Assim como acontece na Medicina, a interpretação do diagnóstico aqui também é o ponto inicial para que se determine que conduta terapêutica (no caso, quanto à comunicação) será adotada.

No planejamento

Tenho certeza de que ao terminar o diagnóstico, o pessoal que estiver cuidando da divulgação de seu serviço apontará questões sobre as quais você já havia pensado, pelo menos um pouco. Uma boa sugestão para redigir a interpretação dos dados é reler o que foi escrito até aqui e pontuar o que for mais relevante. O fundamental desta parte é conseguir subsídios que indiquem novos projetos e sugestões importantes para sanar os problemas de seus clientes.

Parte 2 - Plano de comunicação de marketing

Nesta parte, começa-se de fato a planejar o que será feito quanto à comunicação. O título desta parte traz uma informação muito importante: o plano se refere à comunicação a serviço do marketing, ou seja, de nada adianta um belo trabalho de criação se ele não possuir nenhuma relação com os objetivos mercadológicos da organização.

É importante pensar que uma campanha publicitária isoladamente tem um resultado muito pequeno no mercado de saúde. Ela terá suas chances multiplicadas se for associada ao uso de outras ferramentas de comunicação e, ainda, a outras ferramentas de marketing.

No planejamento

Para começar a parte que trata efetivamente da estratégia da comunicação, nada melhor do que pensar nos objetivos de seu consultório, clínica ou hospital, em qual é sua missão (além de oferecer retorno financeiro sobre o capital empregado em sua montagem e manutenção e de remunerar aqueles que nela trabalham). Seu serviço de saúde precisa ser visto como uma organização. Para isso, deve ter valores e filosofias plenamente entendidos por todos que nela trabalham. A partir daí, é possível se chegar a um plano de comunicação que possa de fato ser implantado.

5.6. Missão, visão e valores

Vários autores que escrevem sobre gestão já falaram sobre planejamento estratégico como o alinhamento de diferentes objetivos da empresa (de marketing, financeiros, de comunicação etc.). Para entendermos melhor isso, vejamos a figura 5.

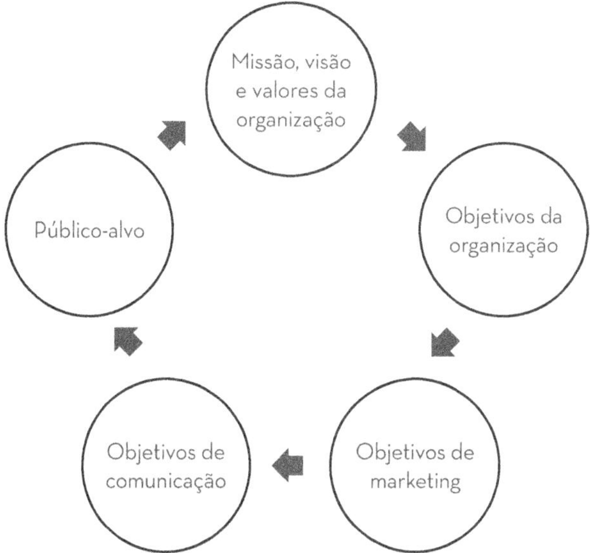

A definição da missão, da visão e dos valores oferece um panorama que permite determinar quais são os objetivos da organização e, a partir daí, seus objetivos de mercado (ou de marketing), que nortearão tudo mais que for feito em prol de sua divulgação. Tudo deve estar de acordo com aquilo que se determina como seu objetivo de marketing, que por sua vez se refere sempre a atingir o público-alvo (que podem ser, no caso, pacientes atuais, potenciais pacientes ou mesmo prescritores ou indicadores de serviços), levando até ele uma mensagem que está diretamente relacionada em quem é esta organização e quais são seus objetivos e seus valores.

A declaração da missão deve ser a explicação das intenções da organização. Ela precisa ser escrita para que se evitem distorções pelo caminho, já que é fundamental que seja disseminada entre todos os seus membros e colaboradores. Marcelo Abílio Públio desenvolveu um quadro com dicas para redigir a missão das organizações e, ainda outro, no qual lista os tópicos devem estar presentes na declaração de missão. Adaptando-os para as organizações de saúde, temos:

O que se perguntar:	O que lembrar ao redigir
O que queremos realizar?	Escrever um enunciado de fácil compreensão, direto e descomplicado
Qual é a nossa razão de existir?	Usar o mínimo de palavras, ser breve sem comprometer a compreensão
Por que fazemos o que fazemos?	Utilizar verbos no infinitivo (promover, fortalecer, educar, preservar, colaborar)
Pelo que queremos ser lembrados?	Deve ser: única, duradoura, inspirar mudança, propor ações que satisfaçam alguém

Enquanto a missão descreve o presente da empresa, a visão representa onde ela deseja chegar. James Ogden afirma: "a visão ajuda a empresa a unir-se em torno de valores comuns que possibilitam direcioná-la para o aproveitamento de uma oportunidade, com vantagem competitiva". Em meu entender, a declaração da visão permite que se trace um caminho para que projetos se transformem em realidade. Para isso, é preciso pensar que tipo de instituição se deseja ser, o que se deseja que saibam sobre o trabalho que é realizado e o papel de cada membro da equipe nesse futuro. Os valores são os preceitos essenciais, os princípios que orientam a conduta de todos dentro da organização. Veja o exemplo do Hospital Einstein[10]:

Missão

Oferecer excelência de qualidade no âmbito da saúde, da geração do conhecimento e da responsabilidade social, como forma de evidenciar a contribuição da comunidade judaica à sociedade brasileira.

Visão

Ser líder e inovadora na assistência médico-hospitalar, referência na gestão do conhecimento e reconhecida pelo comprometimento com a responsabilidade social.

Valores

Mitzvá, Refuá, Chinuch e Tsedaká, ou seja, boas ações, saúde, educação e justiça social. Foram esses os preceitos judaicos que motivaram médicos da comunidade judaica a fundar a Sociedade Beneficente Israelita Brasileira Albert Einstein há mais de 50 anos. Somados aos valores organizacionais (honestidade, verdade, integridade, diligência, competência e justiça), eles norteiam as atividades e os colaboradores da instituição.

---

[10] Extraído de: <www.einstein.br/sobre-a-sociedade/Paginas/missao-visao-e-valores.aspx>.

E do Hospital Samaritano, de São Paulo[11]:

Missão

Excelência na assistência à saúde, com atendimento humanizado e compromisso social.

Visão

Ser reconhecido pela sociedade como o hospital que supera as expectativas dos clientes.

Valores

Ética: atuar com consciência e responsabilidade no exercício das suas atividades.

Humanização: oferecer tratamento humanizado e personalizado, valorizando as pessoas.

Excelência: trabalhar a melhoria contínua dos processos, dos resultados e da satisfação das necessidades presentes e futuras dos clientes, superando suas expectativas.

Confiabilidade: construir relacionamentos abertos, transparentes e apoiados na confiança mútua.

Capacitação: promover e estimular o desenvolvimento pessoal e profissional, por meio do aprimoramento do conhecimento.

Compromisso social: desenvolver e apoiar programas voltados para a filantropia, a comunidade, a qualidade de vida e o meio ambiente.

Se você está pensando agora que missão, visão e valores são coisas para grandes instituições, veja a declaração a seguir, do Centro de Hematologia de São Paulo[12]:

Missão

Prestar assistência a adultos e crianças nas áreas de Hematologia Clínica, Onco-Hematologia, Hemoterapia, Patologia Clínica especializada e suporte terapêutico, oferecendo diagnóstico preciso e tratamento adequado, a custos compatíveis.

Visão

Ser reconhecido como centro de excelência em atendimento ambulatorial e suporte hospitalar em suas áreas de atuação.

---

[11] Extraído de: <www.samaritano.org.br/pt-br/sobre-o-hospital/missao-visao-e-valores/Paginas/default.aspx>.
[12] Extraído de: <www.chsp.org.br/?page_id=12>.

No planejamento

Se sua clínica ainda não definiu sua missão, sua visão e seus valores, pense nisso já. Esses preceitos devem ser do conhecimento de todos, inclusive de seus pacientes. Por isso, devem ocupar lugar de destaque em seu site e na recepção de seu serviço também. Para pensar na divulgação, você deverá ter estabelecido esses "alicerces".

Ao formular sua missão, cuidado com aquilo que Theodore Levit chamou de "miopia de marketing". No seu livro, ele afirma que, se uma empresa descreve sua missão focada apenas naquilo que faz e não nas soluções que oferece, corre o risco de ficar ultrapassada. Como se um serviço oftalmológico com foco em cirurgias de catarata descrevesse sua missão com base na técnica que usa hoje, a facoemulsificação (nos últimos 40 anos, pelo menos três verdadeiras revoluções ocorreram nas técnicas de cirurgia de catarata).

5.7. Objetivos e estratégias de marketing

Existem correntes divergentes entre os autores de marketing. Alguns distinguem objetivos de metas, defendendo que os objetivos pontuam aspectos qualitativos, enquanto as metas quantificam esses aspectos. Outros autores – e concordo com a opinião desse segundo grupo – preferem adotar para marketing e comunicação apenas a ideia de objetivos, mas atribuindo a eles aspectos mensuráveis (que permitam que ao final do trabalho seja possível avaliar os resultados obtidos com o esforço despendido).

Ao se planejar, é preciso oferecer ferramentas de avaliação, de preferência que possam ser facilmente utilizadas e interpretadas. Creio que os objetivos servem muito bem para orientar a avaliação. Por isso, gosto de objetivos de marketing ou de comunicação que tenham os seguintes elementos:

Proposição: o que se deseja fazer.
Período: um intervalo de tempo em que a proposição deverá ser alcançada.
Quantificação: um número, um percentual do mercado que deverá ser atingido.
Alvo: determinar junto a quem se desenvolverá o trabalho.

Isso significa que devemos fugir das generalizações do tipo "crescer 20%". Esse tipo de proposição, sem nenhum outro parâmetro, inviabiliza a análise dos resultados. Afinal de contas, "crescer" é um conceito muito vago: posso crescer, por exemplo, em número de pacientes atendidos por dia, sem que isso signifique nenhum centavo a mais ao final do mês ou do ano. Posso crescer em capacidade de atendimento, sem que isso signifique pacientes atendidos. Posso crescer em consultas, e não ter nenhum aumento no número de exames etc.

Vejamos o exemplo a seguir:

"Ampliar em 20% a utilização dos serviços de Fisioterapia pelos pacientes atendidos no ambulatório de Ortopedia no prazo de 12 meses".

Repare que o objetivo usado como exemplo tem uma proposição (ampliar a utilização dos serviços de Fisioterapia), determina um período (em 12 meses), quantifica (20%) e determina o alvo junto a quem deve ser buscada a ampliação pretendida (pacientes atendidos no ambulatório de Ortopedia). Esse é um objetivo de marketing. Ele se refere ao que a clínica deseja fazer quanto ao seu mercado, e oferece ferramentas para que daqui a 12 meses se avalie se as ações escolhidas de fato conduziram a clínica ao alcance de seu objetivo. Os objetivos de marketing nas organizações de saúde normalmente envolvem as seguintes situações:

Serviços existentes em mercados existentes: fazem proposições sobre aquilo que a clínica ou hospital já realiza, junto ao mesmo público ou públicos com os quais se relaciona.

Serviços novos para mercados existentes: quando uma nova especialidade ou um novo tipo de exame é incorporado ao portfólio da clínica e ela deseja que seus atuais pacientes façam uso dele.

Serviços existentes em mercados novos: a abertura de uma nova unidade ou o foco em uma faixa etária diferente. Por exemplo: um serviço de Ginecologia que deseja ampliar o atendimento a adolescentes e jovens ou, no caso do mercado geográfico, a abertura de uma nova unidade em outro bairro ou cidade.

Serviços novos para mercados novos: a abertura de um centro de diagnóstico por imagem, em uma nova cidade, por um serviço que era especializado em exames laboratoriais.

Repare que as estratégias ainda fazem parte do âmbito gerencial da organização e dizem respeito às decisões mais amplas e não ao aspecto tático, que representa a execução e a colocação das estratégias em prática. Quanto ao tempo, é importante ter em mente que um plano estratégico deve ser desenvolvido considerando um tempo relativamente longo para sua implantação (o que significa que não se pode esperar resultados imediatos também).

Um plano estratégico também difere de um plano tático no que se refere ao tempo: planos táticos são operacionais. Um plano estratégico pode derivar de diversos planos táticos. Marcelo Abílio Públio afirma que as alterações de preço, a promoção de vendas e a propaganda, bem como os investimentos em pesquisa e o desenvolvimento do produto (ou serviço), são estratégias e não devem ser confundidos com objetivos de marketing, pois são os meios pelos quais os objetivos de marketing serão alcançados. Ele também apresenta uma tabela, na qual associa o *mix* de marketing com as principais áreas de atuação das estratégias, que adaptei para os serviços de saúde.

Marketing *mix*	Principais áreas da estratégia de marketing
Serviço	• Benefícios para os pacientes • Atributos de satisfação de desejos ou necessidades • *Branding* • Posicionamento
Preço	• Políticas gerais de determinação de preços (especificadas por grupos de serviço em segmentos de mercado) • Posicionamento
Praça	• Níveis de serviços a clientes
Promoção	• Políticas gerais para comunicação • Propaganda • Promoção de vendas • Relações públicas • *Branding* • Marketing direto • Marketing digital

Os objetivos de mercado naturalmente são mais focados em um ou em alguns elementos do *mix* de marketing (mas repare que o próprio termo *mix* de marketing sugere mistura e sinergia). Depois que o objetivo mercadológico é definido, chega o momento de definir os caminhos que podem ser percorridos para se chegar até ele. O caminho, o "como chegar até lá", é a estratégia. Entre as estratégias de marketing, as que mais envolvem os profissionais de comunicação são as estratégias relacionadas à promoção. Entretanto, é bom ter em mente que de nada adianta planejar e implementar boas estratégias de promoção se as mesmas não tiverem suporte de boas estratégias quanto ao preço e ao serviço, por exemplo. Embora estejamos pensando no plano de comunicação, é importante ter em mente que o plano de comunicação está íntima e absolutamente relacionado ao plano de marketing.

5.8. Objetivos e estratégias de comunicação

Depois que os objetivos e estratégias de marketing são traçados, chega o momento de pensar a comunicação. Assim como acontece com o objetivo de marketing, o objetivo de comunicação deve ser mensurável, ou seja, deve oferecer em seu próprio enunciado indicadores que permitam determinar se ele foi ou não alcançado ao final da ação. Portanto, um objetivo de comunicação deve conter em seu enunciado o que se espera como reação dos receptores da mensagem, quem deve ser atingido pela mensagem, em que quantidade e em quanto tempo.

Apesar de muitas pessoas acreditarem que a comunicação de uma empresa sempre se faz por meio de propaganda, com a inserção de anúncios nos veículos publicitários, na verdade a comunicação envolve uma série de outras ferramentas, que compõe o chamado mix de comunicação.

No planejamento

Particularmente, para os serviços de saúde, na maioria dos casos, acredito muito mais no uso de outras ferramentas do *mix* de comunicação do que em investimentos em propaganda. Nos capítulos 2 e 3, explico minha posição.

5.8.1 – Problema de comunicação

Definir o problema de comunicação não é difícil. Basta avaliar os pontos fracos e as ameaças que foram apontados na análise do ambiente interno da instituição. A partir do problema identificado é que será estabelecido o objetivo, que nada mais é do que uma proposição de solução para o problema.

Nos serviços de saúde, os principais problemas podem estar no desconhecimento do público-alvo sobre o serviço ou a marca. Podem também estar associados a algum aspecto negativo da marca ou à falta de uma identidade forte da mesma.

No planejamento

Não imagine que seu consultório, clínica ou hospital tem apenas um problema de comunicação. O mais provável é que existam vários problemas (inclusive alguns relacionados a sua comunicação interna). Diante disso, é fundamental elencar os problemas que podem ser considerados como prioridades e delimitar aquilo que a comunicação deverá resolver ao final desse planejamento.

5.8.2 – Objetivos de comunicação

Na hora de estabelecer o objetivo de comunicação, é fundamental lembrar que ele deve oferecer uma resposta ao problema que foi selecionado como objeto do plano de comunicação. Vejamos a relação entre os principais problemas e os respectivos objetivos de comunicação em organizações da saúde:

• Se o problema é a falta de conhecimento do público-alvo sobre o serviço ou marca, o objetivo deverá ser pensado sob a ótica da apresentação do serviço e no estabelecimento de uma identidade para a marca.
• Se aspectos negativos estão associados à marca, o objetivo deverá contemplar o esclarecimento de informações equivocadas e na agregação de valores positivos à marca.

5.8.3 – Descrição do público-alvo da comunicação

Descrever o público-alvo não significa determinar que pacientes a clínica deseja atender. O público-alvo de uma ação de comunicação é aquele grupo que reúne pessoas (físicas ou jurídicas) que estão relacionadas ao objetivo de comunicação.

No planejamento

Por exemplo: se sua clínica precisa melhorar sua imagem junto às operadoras de planos de saúde com melhor remuneração, o público-alvo será composto pelas operadoras.

5.8.4 – Estratégias de comunicação

Assim como ocorre com as estratégias de marketing, as estratégias de comunicação são caminhos escolhidos para que se alcancem os objetivos. Lembre que um planejamento de comunicação deve contemplar o uso de várias ferramentas de comunicação. Quando se usa uma combinação e se consegue que todas as ferramentas estejam em sintonia, o efeito da comunicação é ampliado e os resultados (o alcance do objetivo de comunicação) aparecem mais rapidamente.

Os principais elementos (ou ferramentas) do *mix* de comunicação que podem ser aplicados nos serviços de saúde são a propaganda (ou campanha de mídia), a promoção de vendas, as relações públicas e as estratégias de *web* e de marketing direto. É claro que sem prescindir de uma boa identidade visual.

Cada elemento do *mix* de comunicação guarda em si características que o torna mais apropriado para atender a um determinado grupo de estratégias. Por isso, normalmente se elege uma das ferramentas de comunicação como principal e as demais lhe dão suporte (lembre-se que a comunicação integrada é o grande segredo de uma comunicação eficiente).

No capítulo 1, você encontra a apresentação das ferramentas de comunicação e, no capítulo 2, é analisada a aplicação de cada um desses elementos na comunicação dos serviços de saúde.

5.8.5 – Plano de ação ou táticas de comunicação

As estratégias ainda representam o campo das ideias. Colocá-las em prática significa elaborar um plano de ação, determinando as táticas de comunicação. Vejamos um exemplo da diferença entre objetivos, estratégias e táticas.

Um exemplo

Considere que você é um general e que está em uma guerra. Seu objetivo é chegar a uma cidade onde se encontra o restante de seu exército. No caminho entre a posição atual de sua tropa e o seu destino, há três pequenas cidades. Para atingir seu objetivo, você deverá analisar a situação e escolher uma linha de raciocínio e de ação que adotará, considerando seus recursos, o poder de fogo de seus adversários e ainda questões naturais, como o clima.

Digamos que, após sua análise, você conclua que suas melhores chances estão na redução do acesso de seus inimigos aos suprimentos, no ataque pelos flancos e no corte da comunicação dessas cidades com o comando inimigo. Repare que cada uma dessas estratégias precisará ser desmembrada em várias ações. A redução do acesso de seus inimigos aos suprimentos poderá ser operacionalizada com a explosão das estradas de acesso, seguida da queima dos paióis onde os suprimentos são armazenados e do oferecimento de um acordo de rendição. Cada ação de sua estratégia de guerra requer o uso de recursos específicos e de pessoal específico também.

O mesmo acontece com a comunicação de sua clínica: após determinar o objetivo de comunicação, será necessário estudar as melhores estratégias para atingi-lo e em seguida estabelecer as etapas de cada ação. Assim como no exemplo da batalha, cada grupo de ações deverá estar atrelado a uma estratégia e deverá seguir a uma ordem lógica e cronológica.

Determinar as estratégias de comunicação que serão adotadas significa escolher os elementos do mix de comunicação (propaganda, promoção de vendas, relações públicas, venda pessoal e comunicação via web) que podem ajudar no alcance dos objetivos traçados. Usar propaganda significa adotar meios de divulgação de massa (veículos de mídia impressa ou eletrônica).

Promoção de vendas, quando utilizada, significa adotar um esforço para comunicar e promover a clínica sem o uso da mídia convencional (ações promocionais na própria clínica, eventos e marketing de relacionamento). Usar relações públicas significa realizar ações para alcançar resultados determinados de comunicação junto aos públicos externos e internos.

A venda pessoal significa ter propagandistas que visitem os potenciais clientes ou indicadores dos serviços para levar até eles uma imagem positiva da empresa e de seus serviços. Usar a web significa empregar a infinidade de recursos que ela proporciona, tanto para uma comunicação de massa quanto para uma comunicação mais direcionada.

Cada estratégia representa um caminho, mas nada impede que diferentes estratégias sejam utilizadas concomitantemente para que se atinjam os objetivos traçados. Em particular, acredito mais no uso sinérgico de diferentes estratégias do que no uso de uma de forma isolada.

5.9. Posicionamento: o que comunicar

Na década de 1970, Al Ries e Jack Trout desenvolveram uma teoria, muito difundida no marketing e na publicidade, sobre a importância da forma como uma empresa, produto ou serviço é visto por seu público e sobre o impacto dessa imagem sobre os resultados obtidos no mercado. A chamada Teoria do Posicionamento defende que a mente humana funciona como um HD de um computador, todo organizado em diretórios e pastas, que guardam informações e impressões.

Os autores defendem que a impressão que temos sobre marcas, produtos e serviços fica organizada ali, por "ordem de importância". Ou seja, quando pensamos em uma determinada categoria de produtos, vem a nossa mente aquelas marcas que nos parecem mais significativas. Como a capacidade de nossa mente de armazenar informações é limitada (afinal, somos verdadeiramente bombardeados todos os dias com uma enorme quantidade de novidades), a Teoria do Posicionamento defende que os gestores de uma marca devem trabalhar para que suas marcas estejam entre os primeiros lugares na "pasta" mental de nosso público-alvo, que arquiva informações sobre a categoria onde nos inserimos.

É fácil entender isso se pensarmos nos sites de busca: ao procurar informações sobre qualquer coisa em um desses sites, normalmente não passamos da terceira página. Consideramos que o que é importante está nas páginas iniciais. Quer ver outro exemplo?

Imagine que você recebe a incumbência de comprar um produto com o qual não tenha nenhuma familiaridade. Digamos que você nunca lavou roupas, mas alguém a quem você considera muito (ou com quem não quer se aborrecer) lhe pede para comprar sabão em pó. O que você faz? Arrisca-se com uma novidade ou compra o produto que ocupa o primeiro lugar na sua mente (provavelmente, nós pensamos na mesma marca)?

Isso acontece claramente na área da Saúde também. Se recebo uma solicitação para realizar um exame, como, por exemplo, uma ressonância magnética, penso em agendar no primeiro lugar que está em minha mente, ou seja, aquele que aparece no topo de meu "buscador mental" nessa categoria. Se ainda não existe este diretório em minha mente, peço referências a pessoas em quem confio e, com essas referências, inauguro uma nova pasta mental.

Perceba que estamos falando em uma batalha por um lugar na mente (não apenas de um lugar racional, mas talvez até – e principalmente – emocional). Ocupar esse lugar especial não é simples: pode ser que a categoria onde seu serviço está inserida (seguindo o exemplo, "serviços de diagnóstico por imagem") já esteja ocupada por grandes nomes e seja difícil deslocar algum de seus concorrentes para ficar entre os primeiros. Então, você precisará pensar se é possível criar uma nova categoria (uma nova pasta) na qual seu serviço seja o primeiro. Por exemplo: ser o serviço de diagnóstico por imagem em sua cidade com foco no atendimento a idosos.

Repare que esse posicionamento precisará estar apoiado em todo o *mix* de marketing (produto, preço, praça e promoção): terá que oferecer os serviços adequados para esse público (que tipo de exames são mais requisitados para essa faixa etária?); terá que decidir se buscará convênios (e quais são os mais interessantes para atender esse público), se atenderá SUS ou se atuará apenas com clientela particular; terá que escolher local e planejar suas instalações para que facilitem o acesso e a circulação de seus clientes; e terá que pensar sua comunicação, para que efetivamente seu serviço seja conhecido por seus potenciais usuários e também por médicos com potencial de indicação dos mesmos e pelas fontes pagadoras (SUS, operadoras de planos de saúde etc.).

O posicionamento de uma marca não é algo que se conquiste exclusivamente por meio da comunicação, tampouco é algo que se cria na campanha de divulgação do serviço, mas que necessariamente é sustentado por ela.

Divulgação não faz milagre, mas é capaz de fazer com que os fiéis saibam a que santo devem dirigir seus pedidos.

Por isso, todo o trabalho de comunicação deve se sustentar no posicionamento que a empresa adotou (ou que pretende adotar). Como os gestores de muitos serviços de saúde nunca pararam para pensar sobre isso, listei alguns questionamentos que servem como um bom aquecimento para pensar no posicionamento de seu serviço:

• O que os outros (pacientes, prescritores e potenciais usuários de seus serviços) pensam sobre sua clínica? A ideia é obter o olhar externo, e não a imagem que você tem.

• Como você deseja que seu serviço seja visto ou, em outras palavras, que posicionamento deseja alcançar?

• Contra quem será preciso lutar para alcançar este posicionamento?

• Seus recursos financeiros são suficientes para alcançar o posicionamento desejado? Não adianta pensar que será possível conquistar uma posição de destaque, enfrentando concorrentes fortes e já estabelecidos, sem ter como investir em todos os aspectos do *mix* de marketing envolvidos com tal posicionamento.

• Seu atendimento (ou melhor, a filosofia que norteia o atendimento que todos os membros de sua equipe oferecem aos seus clientes) é condizente com o posicionamento que deseja alcançar?

• A posição que você deseja alcançar é coerente com a forma pela qual as pessoas percebem hoje a sua clínica?

5.9.1 – Benchmarking

Vejamos alguns exemplos de posicionamentos de empresas de outros setores:

Mais por mais: mais caro, com mais qualidade – Mercedes, Rolex, Mont Blanc.

Mais pelo mesmo: mais caro, por um produto ou por um serviço de uma marca famosa – roupas e acessórios de grifes famosas.

Mesmo serviço ou produto por muito menos: pagar menos para obter produto ou serviço da mesma qualidade – promoções de TVs por assinatura, telefonia celular.

Menos por muito menos: pagar menos por serviços sem supérfluos – aluguel de carro sem ar-condicionado, hospedagem em hotel sem serviços de quarto etc.

Mais por menos: oferecer serviços ou produtos mais completos por preços menores – passagens aéreas promocionais, assinaturas de TVs e banda larga etc.

5.9.2 – Uma dica

Da mesma maneira que a um político não basta ser honesto – é preciso também parecer ser honesto –, o posicionamento trata não daquilo que você fará sobre sua marca ou serviço, mas sim de como ele é visto pelo seu público. Um posicionamento fantasioso cai por terra na primeira consulta. Isso explica porque tantos serviços de saúde conseguem atrair novos pacientes, mas são incapazes de fidelizá-los. As promessas que fazem – e que se transformam em seu posicionamento – não se sustentam.

Lembre-se: estamos pensando a comunicação de seu serviço de saúde. Para não enveredarmos por áreas que claramente não se relacionam com a comunicação, vamos partir do princípio que você já escolheu o posicionamento de seu serviço. Vamos pensar em como comunicar esse posicionamento.

Saiba mais

Nos anos de 1950, Rosser Reeves propôs a ideia de *unic sales proposition* (USP), baseada na escolha e na utilização de uma única frase como a proposição básica da comunicação. Essa frase não aparece necessariamente em todas as peças desenvolvidas para diferentes meios usados na comunicação de uma empresa ou de serviços, mas norteia o desenvolvimento de seu conteúdo.

Na década de 1970, surgiu a preocupação com os aspectos emocionais das marcas. A agência Bartle Bogle Hegart propôs o conceito de *emotional sales proposition* (ESP), que enfatiza mais a personalidade da marca – e sua afinidade com a personalidade de seu público-alvo – do que a proposição de venda. O foco mudou do que se queria vender para a interface das personalidades (marca/consumidor).

No início dos anos 2000, a ênfase se deslocou para as atividades sociais e ambientais, surgindo então o conceito de *social sales proposition* (SSP). O foco mudou para a responsabilidade socioambiental. Kotler (no livro *Marketing 3.0*) afirma que as empresas começam com o propósito de gerar lucros por meio da satisfação de desejos do mercado e que, quando as empresas são bem-sucedidas e crescem, começam a receber solicitações de apoio e colaboração para causas dignas. Na sequência, naturalmente o público começa a esperar que as empresas incorporem em suas ações mecanismos de desenvolvimento sociocultural. O autor afirma que neste momento essas empresas começam a transformar a sociedade, passando ao "marketing 3.0".

Apesar de todas as ideias partirem do conceito "venda", temos que ter em mente que o papel da comunicação não é, nem pode ser, o de vender. O papel da comunicação é levar uma ideia ao público-alvo (destinatário da mensagem) e interferir na maneira como esse público percebe a marca.

Gosto de pensar que o papel da divulgação é tornar conhecido e gerar uma atitude favorável no público-alvo. Para haver o consumo dos produtos ou dos serviços, é necessário que o *mix* de marketing esteja em sintonia. Por isso, também gosto da ideia de trabalhar, em termos de posicionamento e do desenvolvimento da comunicação, a proposta de uma afirmação básica, de um conceito que será explorado em toda a comunicação que o serviço estabelecer com seu público-alvo.

Marcelo Abílio Públio defende que existe uma fórmula bastante simples e interessante para simplificar o conceito de posicionamento. Diz que o primeiro passo é identificar a imagem da marca (para isso, usam-se pesquisas junto ao público-alvo). Depois disso, cria-se a afirmação básica, que consiste na descrição do benefício que a marca propõe ao seu público e também é a associação direta entre os valores da marca e o desejo de seu público. Por isso, define-se a afirmação básica (tarefa do planejador da comunicação) antes de pensar em criar as peças que serão usadas para transmitir a mensagem ao público-alvo.

O posicionamento orienta a mensagem (aquilo que a marca deve transmitir), "o que dizer". Definida a afirmação básica, passa-se à abordagem criativa, o "como dizer", que será utilizado na criação das peças. Resumindo:

Afirmação básica: é o benefício que será utilizado como argumento para que o público-alvo se interesse pelos produtos ou pelos serviços oferecidos.

Justificativa da afirmação básica: é o argumento de suporte, aquilo que "explica" por que pode se acreditar na afirmativa básica.

Atributos complementares: são as qualidades da marca que se quer adicionar à comunicação (ou as afirmativas secundárias, como preferem alguns autores).

5.10. Criação: como comunicar

A criação é a estrela entre os trabalhos que uma agência de publicidade faz para seus clientes. Embora isso seja fácil de entender, afinal, quando se pensa em divulgar um produto ou um serviço pensa-se no texto e no aspecto das peças, é importante ter em mente que em marketing (e, portanto, na comunicação a seu serviço) nada se cria apenas para ser bonito: a criação está a serviço de um objetivo de marketing. Isso gera um objetivo (ou alguns) para a ferramenta "promoção", que será organizado em estratégias. Essas estratégias serão operacionalizadas sob a forma de táticas e o desenvolvimento das peças já está inserido no aspecto tático da comunicação.

Portanto, cria-se uma comunicação para atingir um determinado público-alvo, levando a ele uma determinada mensagem. A criação (e os profissionais de criação) não se encarrega de selecionar o que será dito, mas sim de definir **como** isso será dito, de forma a ser sedutor para o público-alvo.

Caindo na real

Muitos serviços de saúde não contratam uma agência ou uma assessoria de marketing para cuidar de sua comunicação. Os serviços menores contratam alguém (muitas vezes um profissional autônomo que faz um pouco de tudo em comunicação) para criar suas peças gráficas e eletrônicas. Por mais boa vontade e algum conhecimento que este profissional tenha, ele fatalmente não entenderá o processo de comunicação em todos os seus pormenores. Fazendo uma analogia com os serviços de saúde, isso é como contratar um anestesista esperando que, já que ele é médico, possa dar conta de uma neurocirurgia sozinho.

Se faltam recursos para ter um apoio mais completo, sugiro que você ou alguém de sua equipe assuma o papel de planejador, estude a matéria, releia este capítulo e muitas outras coisas mais (sugiro alguns sites, livros e textos interessantes ao final deste livro) e ofereça ao criativo que for contratado o planejamento de comunicação pronto, para que ele possa criar com segurança e propriedade. Ele pode dar sugestões ótimas, que você poderá inserir em seu planejamento, mas certamente partirá de uma base bem mais sólida para desenvolver seu trabalho.

O capítulo sobre a criação deve ser iniciado tornando a citar o problema de comunicação (a situação que o trabalho de comunicação deve resolver) e os objetivos de comunicação estabelecidos. Reproduza também o posicionamento estabelecido. Esse trinômio (problema/objetivo/posicionamento) deverá ser claramente identificado por você em tudo o que for criado. Vale lembrar que o posicionamento pode ser mais bem entendido e proposto se for "desmontado" em três itens:

- Afirmação básica.
- Justificativa da afirmação básica.
- Atributos complementares da afirmação básica.

5.10.1 – Conceito criativo

É aquilo que se pretende dizer com a campanha (algumas frases que reúnem a afirmação básica, a justificativa e os atributos complementares). O conceito criativo determina o que se deseja comunicar.

5.10.2 – Tema

O tema é o cenário sobre o qual se fará a comunicação. Ele propõe um ponto comum entre todas as peças e garante a coesão da campanha. Gosto de dizer que é um "conceito guarda-chuva", que permitirá a multiplicação dos resultados da ação de comunicação. Quando um serviço de saúde se propõe a fazer sua comunicação sem estabelecer um tema, o que se tem no final é um conjunto de peças desencontradas, que não falam entre si. Com várias propostas comunicacionais diferentes – e às vezes divergentes –, confunde-se a cabeça do público-alvo em vez de tornar o posicionamento mais claro para ele. Somos atingidos todos os dias por grandes campanhas na televisão, no rádio, no jornal, na revista e em painéis nas ruas. As campanhas bem feitas certamente têm um ponto importante: conseguimos perceber certa familiaridade entre as peças, que nos fazem pensar "eu vi o comercial desse anúncio de revista". O tema de uma campanha pode estar presente em uma frase, que será usada em todas as peças, ou em um conceito gráfico (cores, tipo de imagens ou formato das peças).

Armando Sant'Anna faz uma excelente analogia entre publicidade e escola de samba: "Todos os anos, essas escolas elegem um tema sobre o qual será desenvolvido todo o conjunto de elementos do desfile, como samba-enredo, fantasias e carros alegóricos. Mas não importa o tema que escolham, seguramente estarão presentes todos os elementos fundamentais da escola, como sua bandeira, suas cores, seus personagens principais, como as porta-bandeiras e os mestres-salas, algumas celebridades etc. Alterar esses fundamentos é alterar a própria escola de samba".

O autor afirma que a escolha de um tema para uma campanha de divulgação deve seguir a mesma lógica, pois o tema é momentâneo, e que se deve respeitar sempre os valores fundamentais da marca, pois já que sem eles a comunicação não se soma aos esforços contínuos para conquistar a mente e o coração do público.

5.10.3 – Abordagem da campanha

Abordagem é a forma escolhida pelos profissionais de criação para levar o conceito e o tema ao público-alvo. Há diversas formas de abordagem. Inicialmente, elas podem ser divididas em racionais e em emocionais. A abordagem racional ressalta atributos mensuráveis do que é anunciado (economia e desempenho, por exemplo), enquanto a abordagem emocional se fixa em benefícios intangíveis (qualidade de vida, status e reconhecimento social, por exemplo).

Definir a abordagem é passo fundamental para iniciar a criação das peças da campanha. Armando Sant'Anna lista aquelas que ele considera como as principais abordagens em comunicação.

Encabeça sua lista o humor. Para a área da Saúde, simplesmente considero que algumas abordagens são inadequadas, mas é muito difícil determinar o que se pode ou não fazer em uma área tão ampla e que contempla tipos de serviços e especialidades tão diferentes. A lista de Sant'Anna, acrescida de alguns comentários meus, fica da forma que se segue.

a) Humor

As pessoas gostam de peças publicitárias onde o humor é a tônica, mas criar algo engraçado é bastante difícil, e pode correr o risco de cair no grotesco.

b) Cenas da vida real (*slice of life*)

Usar cenas ou imagens que fazem parte do cotidiano ajuda a criar familiaridade com o público-alvo. O problema aqui é quando se usam imagens extraídas de bancos de imagens da Suíça para tentar criar empatia com nosso povo. A proposta da imagem já diz tudo: cenas da **vida real**.

c) Testemunhal

Usuários do serviço dão testemunho sobre a sua qualidade (ótimo, mas de acordo com a resolução 1.974 do Conselho Federal de Medicina, não é permitido usar em campanhas de divulgação de serviços médicos a exposição de pacientes).

d) Demonstração

Simplesmente mostrar como o produto funciona. Inaplicável aos serviços de saúde, pois de acordo com a resolução 1.974 do CFM, é proibido oferecer serviços médicos enaltecendo o uso de alguma tecnologia de forma que a população seja levada a acreditar que isso lhe garantiria algum resultado diferenciado.

e) Problema-solução

Mostra-se um problema que o público conheça bem. Depois, mostra-se como o serviço pode salvar a situação.

f) Cabeças-falantes

Um apresentador falando sobre o produto. Funciona bem quando se associa a imagem de alguém famoso, mas a resolução 1.974 do CFM proíbe o uso de personalidades na promoção de serviços de saúde.

g) Personagem

Cria-se um personagem que acompanha o serviço em todas as peças de campanha. Muito bom para serviços pediátricos em geral. Os riscos estão na saturação (afinal, o personagem, para justificar sua criação, deve poder ser usado durante um tempo razoavelmente longo).

h) Emoção

A emoção sempre ajuda a sensibilizar e, portanto, é uma ótima ferramenta para criar empatia no público-alvo. O problema é quando a "mão pesa" e se exagera na dose, criando algo piegas.

i) *Mix*

Como o próprio nome já diz, é uma mistura de abordagens. Podemos ter um testemunhal com um toque de humor ou um personagem com um grande toque de emoção, por exemplo.

5.10.4 - *Slogan* e assinatura

Fechando a descrição do processo criativo, temos o *slogan* e a assinatura de campanha. *Slogan* é uma frase que condensa a personalidade da marca. Quando essa frase (que precisa ser curta, objetiva e repleta de significados diretamente relacionados com o posicionamento pretendido) é associada à logomarca (representação gráfica de uma marca), temos uma assinatura, que "fecha" a mensagem e a peça.

Uma coisa importante a se considerar sobre o *slogan* é que ele deve ter vida útil bem maior do que uma campanha ou um determinado esforço de comunicação. Afinal, ele expressa a personalidade da marca. Quando se utiliza uma frase que retrata o momento específico da comunicação, como por exemplo, quando se faz uma campanha para anunciar a inauguração de um novo hospital, cria-se uma frase que se fará presente em todas as peças dessa campanha especificamente, chamada, não por acaso, de "frase de campanha".

Curiosidades

Alguns slogans fazem parte de nosso dia a dia há tanto tempo que sequer nos damos conta de seu significado. Quando a Gelatina Royal assina suas peças afirmando "Abra a boca. É Royal", ela está dizendo que você pode comer sem susto porque você conhece a marca e sabe de sua qualidade. Quando a Nestlé assina suas peças das linhas de produtos de alimentação de crianças e bebês com "Feito com carinho", está lembrando a tradição da marca como parceira das mães nos cuidados com as crianças. E quando a Volkswagen afirma "Você conhece, você confia", está se posicionando como uma marca mais tradicional, presente no Brasil há muitos anos e, por isso, mais confiável que outras marcas, desconhecidas pelos compradores de automóveis.

Retirado de: <www.sindsaudesp.org.br/noticia.asp?acao=verNoticia&id=1704>

"Cada vida um ensino, cada ensino mil vidas". Este foi o *slogan* que Luiz Domingues de Almeida, encarregado do expediente do Instituto Emílio Ribas de Infectologia, criou para o hospital paulistano que completa 130 anos em 2010. Ele foi o vencedor de um concurso interno com 60 projetos inscritos por funcionários da unidade e, com isso, poderá assistir aos jogos da Copa do Mundo com uma nova e moderna televisão de 42 polegadas.

A escolha do novo *slogan* contou com a participação dos publicitários Roberto Duailibi, Diego Zaragoza e Kleber Fonseca, todos da agência DPZ. "Pensei que esse instituto é uma escola e cada conquista deles salva vidas", diz o funcionário, há 14 anos no Emílio Ribas. Ele diz que resolveu participar do concurso porque acreditava, de fato, nessa ideia.

"Este concurso foi uma maneira de mobilizar os funcionários do hospital em torno das comemorações dos 130 anos da instituição, que é referência internacional em Infectologia. É importante que cada um dos nossos servidores sinta-se parte ativa do trabalho que é realizado na instituição", afirma o diretor do Emílio Ribas, David Uip.

Para saber mais: como se constrói um bom slogan?

Alguns *slogans* são construídos sobre as características da marca; outros, sobre apelos emocionais, como o exemplo da Fiat ("Movidos pela paixão"). A realidade do *slogan* é linguística, ou seja, verbal. Por isso há grandes semelhanças entre a construção de um *slogan* e de um poema. A escolha das palavras e a forma de combiná-las não se prendem apenas à significação, mas também ao uso de recursos sonoros e/ou do jogo de palavras e à forma, de preferência enxuta, porém sempre rica em possibilidades de sentido.

Assim como nos poemas, o ritmo decorre da extensão da frase (verso), de efeitos sonoros e/ou do jogo de palavras – repetições, inversões etc. Os efeitos sonoros são obtidos por meio da rima (repetição de um som). O ritmo decorre tanto da métrica (extensão do verso) quanto de efeitos sonoros (associação a uma música, por exemplo). No que se refere à métrica, os esquemas métricos mais usados na poesia em Portugal e no Brasil são as redondilhas menores (cinco sílabas) e as redondilhas maiores (sete sílabas). O ritmo também pode decorrer de aspectos formais. Estruturas frasais simétricas geram cadências semelhantes. No slogan da Volks, "Você conhece. Você confia", temos o paralelismo rítmico causado por frases de igual extensão com ritmo de leitura também igual.

Reboul afirma que a forma mais simples de obter concisão é eliminar todas as palavras-ferramenta (preposições, conjunções, artigos etc.) em benefício de palavras plenas (verbos, adjetivos e substantivos).

Assim, para construir um slogan, é preciso identificar o conceito, eliminar palavras-ferramenta e aperfeiçoar a sonoridade, o ritmo e a visualidade.

5.10.5 - Descrição e apresentação das peças

O passo seguinte é fazer uma breve descrição das peças gráficas que comporão a campanha. Elas devem ser agrupadas em uma sequência lógica, pela sua ordem de importância ou cronologia no esforço de comunicação.

5.10.6 - Defesa das peças

O último passo da parte que apresenta a criação da campanha é a defesa do material que foi criado. As peças são apresentadas e se faz a argumentação sobre as opções adotadas. Como cliente, sua preocupação deve ser estar atento se o material criado é capaz de atender aos objetivos de comunicação, se é adequado ao público-alvo e se o conceito criativo e o tema estão presentes em todas as peças.

No planejamento

Lembre-se: as peças da campanha não devem expressar o seu gosto pessoal, nem tampouco serem criadas para pessoas com o seu nível de conhecimento sobre o assunto se o seu objetivo for alcançar o público leigo. Boas peças de campanha mostram visualmente, e também na forma como o texto é elaborado, o que esperar do serviço de saúde (trazem uma promessa que precisa ser sustentada pelos outros componentes do *mix* de marketing).

5.11. Meios planejados para a difusão da comunicação

Embora a parte "vistosa" da comunicação esteja nas peças criadas, é no planejamento de sua difusão, ou seja, no "quando, onde e quanto" se fará com que o público-alvo tome conhecimento da mensagem é que reside uma parcela significativa dos investimentos e do potencial de sucesso de uma campanha.

O termo mídia é muito utilizado para falar sobre a veiculação em meios de comunicação tradicionais, como televisão, jornal, rádio, revistas e painéis em vias públicas, mas ele na verdade é muito mais amplo do que isso e contempla todos os meios utilizados para fazer com que a mensagem chegue até o público-alvo. Marcelo Abílio Públio defende o uso do termo mídia de uma forma mais ampla, compreendendo os seguintes grupos:

Mídia tradicional: meios pré-estabelecidos (já existiam antes de você iniciar seu planejamento de comunicação e oferecem espaços pré-determinados para veiculação de mensagens de anunciantes). São exemplos: TV aberta, TV fechada, cinema, mídia ao ar livre (*outdoor*), anúncio em revista, anúncio em jornal, mídia interior (ou *indoor*) e mídias em locais específicos, como aeromídia e adesivos em táxis;

Não mídia: são meios desenvolvidos especialmente para divulgar sua mensagem, como um panfleto ou um totem colocado na porta da sua clínica. O autor defende que também podem ser consideradas peças de não mídia as ações de marketing direto, cartazes, *banners*, infláveis, adesivação de automóveis (frota da empresa), uniformes, brindes e materiais de *merchandising*.

New media: novos canais de comunicação interativos e que utilizam como suporte novas tecnologias, como a telefonia e a internet. Como exemplos, o autor cita sites, *hotsites*, *banners*, *pop-ups*, rádio digital, *webTV* e mensagens de texto.

O planejamento de mídia e a criação devem ser desenvolvidos paralelamente, para que se mantenha a racionalidade no uso da verba (de nada adianta criações maravilhosas que esbarram em limitações orçamentárias). Além disso, a natureza da mensagem proposta influi diretamente na seleção dos meios.

O plano de mídia precisa ser muito claro e direto no que se pretende fazer. Para isso, ele é dividido em quatro partes:

• Objetivo de mídia;
• Estratégias de mídia;
• Táticas de mídia;
• Programação de mídia.

5.11.1 – Objetivo de mídia

O objetivo de mídia deve conter quatro informações importantes:

• Cobertura geográfica (onde se fará a veiculação da mensagem);
• Cobertura da campanha (perfil do público que deverá ser atingido pela campanha);
• Duração da campanha (tempo de veiculação);
• Frequência média (quantas vezes o público deverá ser atingido pela mensagem).

Infelizmente, não há números mágicos que garantam o sucesso de uma campanha. O certo é que a criatividade na elaboração das peças, o grau de envolvimento do público-alvo com a marca, a força de comunicação dos concorrentes e o objetivo de marketing interferem no dimensionamento do que seriam a verba e a frequência de exposições do público-alvo à mensagem ideais. Por isso, podemos dizer que, quanto menor a verba, maior deverá ser a criatividade na seleção dos meios e no desenvolvimento das peças.

Costumo dizer aos meus alunos que, por mais tentador que pareça, usar toda a verba disponível na produção e na veiculação de comerciais de TV (afinal, atinge-se grandes contingentes com esta mídia) é fundamental para fazer uso de meios diferentes e combinados. Gastar toda a verba em um comercial para TV é como usar toda a verba disponível para uma batalha na compra de uma bala de canhão e esperar que toda a cidade seja atingida (sim, a bala de canhão fará um grande estrago no local onde cair, mas só ali).

5.11.2 – Estratégia de mídia

Estabelecer a estratégia de mídia de uma campanha é determinar os melhores meios para obter uma comunicação eficiente e eficaz, usando racionalmente a verba destinada à ação. Na elaboração da estratégia de mídia, deverão ser escolhidos os meios que serão utilizados (em função dos objetivos e do público-alvo da ação), os métodos de utilização dos meios (formato, uso de cor, duração, veiculação simultânea ou não), o fluxo de continuidade da campanha (se haverá um investimento maior no início da ação e depois apenas manutenção, se serão usados intervalos com a mesma intensidade em períodos sucessivos ou se serão usados picos sazonais), a divisão do orçamento (se a verba será dividida igualmente entre diferentes meios ou se haverá uma divisão proporcional à importância de cada meio na divulgação) e se haverá campanhas regionais simultâneas (neste caso, indique se a pressão de comunicação será maior sobre uma região do que sobre a outra).

Para determinar as estratégias de mídia (considerando mídias tradicionais, não mídias e *new medias*), é preciso conhecer as características de cada meio (o que pode ser obtido junto aos institutos de pesquisa e também junto aos veículos) e ainda considerar alguns aspectos da campanha, como o público visado, o âmbito da campanha (se local, regional ou nacional), a natureza do serviço, o caráter sazonal ou não do consumo, o rito de compra, as qualidades que devem ser demonstradas, as restrições jurídicas, a divulgação dos concorrentes e a natureza da mensagem. Vejamos um exemplo prático dessas questões em serviços médicos:

a) Público visado

Serviços dedicados ao atendimento de crianças precisam focar suas ações de divulgação nos responsáveis (principalmente nas mães), já que são os decisores e também os compradores dos serviços.

b) Âmbito da campanha (se local, regional ou nacional)

Alguns serviços de saúde, apesar de possuírem apenas uma unidade, em uma única cidade, são considerados referências e atraem pacientes de outros estados, seja por busca espontânea ou por indicação de outros médicos. Nesses casos, será conveniente estender as ações de comunicação a outras cidades. Mas se o serviço atua exclusivamente junto a pacientes que moram em seu bairro, será preciso selecionar mídias que permitam falar apenas com seu público de interesse, evitando o desperdício de verba.

c) Natureza do serviço

No caso da Saúde, divulgações de caráter promocional nunca foram bem vistas, nem pelos órgãos que regulam a atividade, como os CRMs e o CFM, nem pela população, que vê a Medicina como uma área diferenciada dos demais ramos de negócios.

d) Caráter sazonal ou não do consumo

Alguns serviços de saúde são mais requisitados em algumas épocas do ano, como a vacinação contra a gripe (no outono) e os serviços estéticos (clara sazonalidade pré-verão). Se o serviço é sazonal, deve-se pensar nisso ao decidir sua veiculação. Se o serviço não tem uma sazonalidade evidente, mas na prática percebe-se variações em sua procura, a divulgação pode ser utilizada para manter a estabilidade do consumo durante todo o ano.

e) Rito de compra

Serviços como uma consulta motivada por um resfriado têm um rito de decisão muito simples, enquanto uma cirurgia eletiva requer o amadurecimento da decisão de compra (e da escolha do profissional). Um serviço de cirurgias estéticas, por exemplo, precisa considerar, ao planejar sua divulgação, o tempo necessário para o amadurecimento da decisão e a necessidade de oferecer – desde a comunicação até todos os aspectos que envolvem o atendimento – expressões de qualidade que reforcem no público a certeza da escolha correta.

f) Qualidades que devem ser demonstradas

Ao escolher os meios mais adequados para a veiculação de uma mensagem, é preciso considerar o que precisa ser demonstrado, como argumento de venda. Em alguns casos, será necessário apresentar as instalações; em outros, por exemplo, utilizar esquemas para explicar visualmente como funciona uma determinada técnica.

g) Restrições jurídicas

No caso da Medicina, temos uma série de restrições quanto à publicidade médica, que foram objetos da resolução 1.974, de 2011 (transcrevemos a resolução neste livro como anexo I).

h) Divulgação dos concorrentes

Para determinar as estratégias de mídia, também é importante analisar o que, em que meios e com que frequência a concorrência comunica. Ocasionalmente, vemos em algumas cidades uma clínica de uma determinada especialidade anunciando, por exemplo, em televisão, sendo rapidamente seguidas por seus competidores, em um ato de pura imitação, sem nenhuma análise mais apurada dos benefícios de anunciar nesse meio nem do que esse investimento significará no âmbito da comunicação do serviço.

Apesar de considerar essa prática um grande equívoco, considero importante que se analise o que a concorrência faz, não só porque o tamanho do investimento em um meio sugere a dimensão da clínica (por exemplo, se o seu principal concorrente anuncia em uma revista que circula em sua cidade com um anúncio de página inteira e você planeja anunciar no mesmo veículo, mas com espaço menor, sugerirá ao público que é menor que ele também).

i) Natureza da mensagem

A divulgação em alguns meios tem vida curta (como um comercial de 30 segundos na TV ou no rádio) e outros continuam circulando por muito tempo (como um anúncio em uma revista, que continua circulando em salas de espera e em salões de beleza por meses e meses). Digamos que o objetivo da campanha seja anunciar uma promoção de verão sobre um tratamento estético ou lembrar às mães a importância do *check-up* na volta às aulas. Se alguma dessas campanhas for veiculada em revista, terá uma mensagem "velha" ainda circulando. Por isso, é fundamental pensar bem nas características do meio e da mensagem antes de decidir o que usar.

5.11.3 - Táticas de mídia

Nessa parte do planejamento, desce-se aos detalhes das veiculações. Enquanto na estratégia de mídia se determina se será usado um comercial em televisão ou um anúncio em revista, por exemplo, na parte tática escolhe-se qual é o canal e qual é o programa mais adequado, no caso da TV, e qual é a revista, no caso dessa mídia.

A parte tática é, sem dúvida, a mais complexa de um planejamento de comunicação, pois envolve uma série de cálculos para se identificar qual a frequência e quais são as amplitudes mais indicadas para que a mensagem não só alcance todo o público que deve ser atingido, como também que o faça em um número de vezes que seja suficiente para que a mensagem seja captada e assimilada, como também para evitar que ela tenha uma superexposição e se transforme em algo chato e repetitivo, gerando o efeito exatamente contrário ao desejado.

Não vou entrar no detalhamento das táticas de mídia, pois esse tipo de aprofundamento passa longe do que se propõe um livro como este, escrito para profissionais da Saúde e gestores de serviços médicos. Confie a tarefa de desenvolver as suas táticas de mídia à agência que tiver contratado e lembre-se de cobrar que ela lhe demonstre como as táticas escolhidas conseguem cobrir todo o público que foi estabelecido e com que frequência.

Gross rating point (GRP) – Pontos brutos de audiência

É o somatório das audiências brutas dos programas ou veículos impressos de uma programação. No Brasil, só se calcula GRP para a televisão. Na prática, é a soma das audiências de um determinado plano de mídia, multiplicado pelo número de inserções.

GRP = número de inserções x audiência

Exemplo
Dez inserções em um programa com audiência de 35%.
GRP = 10 x 35 = 350

Custo por mil (CPM)

É o valor que se obtém da divisão do preço de uma inserção em uma publicação ou uma emissora pelo total de sua audiência expressa em números absolutos em milhares. É uma das medidas padrão de rentabilidade da propaganda, usada para comparar diversos veículos, cuja audiência no público-alvo varia, bem como o preço da tabela. Representa o valor necessário para se atingir cada grupo de 1 mil pessoas ou domicílios.

$$CPM = \frac{\text{valor da inserção}}{\text{número de atingidos} / 1.000 \; (\text{universo x audiência})}$$

Exemplo
Tendo um universo de 183.300 domicílios com TV e uma audiência de 17% de determinado programa, calcular o valor do CPM (custo por mil), considerando que o valor de cada inserção é de R$ 700:

$$CPM = \frac{700}{(183.300 \times 17\%) / 1.000}$$

$$CPM = \frac{700}{31.161 / 1.000}$$

CPM = 700 / 31,161

CPM = 22,46

Impacto
Quantificação dos contatos que um veículo de qualquer meio estabelece com o público, ao longo de uma programação ou por unidade comercial.

Exemplo
Um veículo de circulação de 100 mil exemplares, com três leitores por exemplar, permite uma possibilidade de 300 mil leitores/impactos para um anúncio nele publicado e 3 milhões de impactos em uma programação de dez anúncios.

Impactos em TV
Impacto = universo x audiência x número de inserções
Impacto = (183.300) x (26/100) x 10
Impacto = 476.650

5.11.4 – Programação de mídia

A programação de mídia é um quadro que resume todas as táticas que serão usadas e sua distribuição ao longo do tempo de duração da campanha. No próximo capítulo, apresentamos dois exemplos de planejamentos de comunicação, nos quais você terá a oportunidade de ver mapas de programação desenvolvidos para serviços de saúde.

5.12. Verba e orçamento da campanha

Orçamento é a parte mais racional do planejamento de uma campanha de divulgação. Sempre se deseja gastar a menor quantia possível e obter o melhor retorno. Isso é a chamada boa ou ótima relação custo-benefício. Nesse ponto, encontramos basicamente dois problemas: ou o cliente acredita que seja possível obter resultados miraculosos com montantes insuficientes ou não confia na agência que o atende e não revela a verba disponível para o trabalho. As empresas acreditam que, se disserem quanto realmente pretendem gastar, as agências "darão um jeito" de gastar tudo.

Relaxe. Um dos motivos pelos quais você está lendo esse livro é entender melhor o processo de comunicação e tudo que ele envolve. Está descobrindo a lógica por trás dos planejamentos de comunicação e poderá discutir melhor com os profissionais que o atendem. Já deve ter percebido, também, que orçamentos muito apertados não são capazes de gerar revoluções de marketing.

Algumas clínicas têm dúvidas quanto ao que seria correto ou pelo menos razoável de investir em divulgação. O que as grandes empresas normalmente fazem é determinar um percentual do faturamento (considerando os exercícios anteriores e as previsões para o exercício atual) para ser investido na comunicação. Entretanto, existem fatores que podem interferir no estabelecimento desse percentual, como a margem de lucro da organização, os objetivos da comunicação, o comportamento do setor, o comportamento do público-alvo, os valores da organização e a sua participação no mercado. O orçamento de uma campanha engloba três tipos de gastos:

- Criação;
- Produção;
- Veiculação/distribuição.

Marcelo Abílio Públio desenvolveu uma tabela com os principais itens que compõem um orçamento. Adaptei sua tabela para os serviços de saúde. Assim, temos:

Planejamento
- De comunicação;
- De eventos;
- De marketing direto;
- De fidelização;
- De ações nas redes sociais.

Criação
- Identidade visual (logotipo, manual de uso da marca, papelaria);
- Mídia impressa (anúncio para jornal, anúncio para revista, painéis);
- Mídia eletrônica (roteiro para VT, *script* para rádio, *spot*, *jingle* e vinhetas);
- Materiais digitais (site, *hotsite*, blog, *banner*);
- Materiais promocionais (*banner*, camiseta, cartão de Natal, cartão de aniversário, cartaz, diploma, *folder*, folheto, mala direta, portfólio ou perfil institucional, revistas etc.).

Produção
- Produção gráfica (fotógrafos, ilustradores, tratamento de imagens, impressão e acabamento);
- Produção eletrônica – vídeo (animação gráfica, atores, direção, edição, efeitos especiais, iluminação, locações, produção sonora);
- Produção eletrônica – áudio (estúdio, locutores, músicos, produção sonora).

Veiculação e distribuição
- *Outdoor*;
- Revista;
- Jornal;
- TV aberta;
- TV por assinatura;

- Rádio;
- *Mailing list* e envio;
- Distribuição de *folders* e folhetos;
- Internet;
- Outras mídias (*indoor*, aeroportuária etc.).

As agências são remuneradas, além de pelo planejamento e pela criação, também pelo acompanhamento de produção (acompanhar o desenvolvimento dos trabalhos junto aos fornecedores). Essa remuneração normalmente gira em torno de 15% de orçamento do fornecedor. Sobre a veiculação, as agências recebem 20% de comissão. Quando se trata de grandes anunciantes, algumas agências abrem mão dos honorários pelos seus serviços de planejamento e de criação, por conta das comissões de produção e de veiculação. Particularmente, prefiro uma negociação mais transparente, na qual a agência recebe pelo trabalho que realiza e o cliente não desembolsa valores desnecessários.

5.13. Viabilidade econômica

O item viabilidade econômica nada mais é do que o cruzamento da verba com o orçamento da campanha, apresentado sob a forma de uma tabela, onde seja possível analisar gasto por gasto e quando deverá ocorrer o desembolso.

5.14. Cronograma de ações e métodos de avaliação e controle

Todo planejamento compreende quatro fases:

Planejamento: o que foi demonstrado até aqui neste roteiro.

Implementação: a fase de colocar o que foi planejado em prática. Para essa fase, é interessante elaborar um cronograma onde todas as etapas de trabalho são descritas (assim como seus responsáveis). Com ele, se torna mais fácil acompanhar todas as etapas e corrigir eventuais problemas com prazos.

Verificação e controle: acompanhamento para identificar se a implementação ocorreu como planejado. É importante estabelecer que mecanismos serão usados para averiguar se os objetivos estão sendo alcançados. Esses mecanismos podem passar pelo acompanhamento da evolução de visitas ao site, o aumento no número de novos pacientes ou o retorno de pacientes antigos, por exemplo.

Ajustes: eventuais mudanças estratégicas ou táticas, para fazer frente a alterações na conjuntura ou na ação de comunicação de concorrentes.

EXEMPLOS DE PLANEJAMENTO DE COMUNICACAO DE SERVICOS DE SAUDE

Capítulo 6

Exemplos de planejamento de comunicação de serviços de saúde

Chegou a hora de ver como fica tanta teoria na prática. Para abranger diferentes tipos e tamanhos de serviços de saúde, veremos dois planejamentos. Um planejamento para uma clínica com diversas especialidades e atendimento em nível primário e secundário, e outro para a abertura de um novo serviço, pequeno, baseado no trabalho de dois médicos em um consultório.

Os dois serviços são fictícios. Assim como vemos na abertura de filmes de ficção a frase "Qualquer semelhança com fatos ou personagens da vida real será mera coincidência", se ao ler um desses dois planejamentos você achar que o caso se parece muito com o seu serviço, saiba que a explicação é muito simples: os problemas que você vive são **muito** semelhantes aos que se encontra em uma infinidade de serviços médicos pelo Brasil afora.

6.1. Exemplo 1 – Clínica de Geriatria e Gerontologia Maioritá (planejamento de comunicação)

6.1.1 – Introdução

A Clínica Maioritá é um serviço especializado no atendimento de pacientes da terceira idade, instalado há dez anos na cidade de Campinas (SP). Ao longo de sua história, a Clínica – que a princípio era composta apenas por um consultório médico, instalado em um prédio comercial – foi crescendo, agregando novos profissionais e serviços, que ocupavam salas separadas em diferentes andares do mesmo prédio onde começaram suas atividades. Agora, a clínica está mudando suas instalações para o Shopping Parque Dom Pedro, um dos principais da cidade.

Com a mudança, virá a ampliação da capacidade de atendimento (que requisitará aumentar a base de pacientes atendidos a cada mês) e a necessidade de divulgar o novo endereço do serviço para os pacientes atuais e também para os formadores de opinião. Esse planejamento se propõe a estabelecer as diretrizes para essa divulgação.

Parte 1 - Análise da situação da organização e do ambiente mercadológico

6.1.2 – Ambiente externo

Campinas localiza-se a noroeste da capital do estado de São Paulo (cerca de 100 quilômetros). Em 2011, sua população foi estimada pelo Instituto Brasileiro de Geografia e

Estatística (IBGE) em 1.088.611 habitantes, sendo o terceiro município mais populoso de São Paulo (ficando atrás somente de Guarulhos e da capital) e o 14º de todo o país.

A cidade tem uma taxa de urbanização da ordem de 98% e faz parte do chamado Complexo Metropolitano Expandido, que ultrapassa os 29 milhões de habitantes (aproximadamente 75% da população do estado inteiro). Atualmente, é formada por quatro distritos, além da sede, subdividida em 14 administrações regionais, cinco regiões e vários bairros.

Segundo o censo de 2010, na época a população da cidade era composta por 521.209 homens e 559.790 mulheres. Ainda segundo o mesmo censo, 1.062.453 habitantes viviam na zona urbana e 18.546 na zona rural. O Índice de Desenvolvimento Humano (IDH) em Campinas é de 0,787 (o brasileiro é 0,638), com expectativa de vida de 72,22 anos.

Décima cidade mais rica do Brasil, hoje é responsável por pelo menos 15% de toda a produção científica nacional, sendo o terceiro maior polo de pesquisa e desenvolvimento brasileiro. De acordo com o IBGE, a cidade possuía, em 2009, 44.496 empresas, e a remuneração média mensal era de 4,4 salários mínimos. A principal fonte econômica está centrada no setor terciário, com seus diversos segmentos de comércio e prestação de serviços de várias áreas, como na Educação e na Saúde. Em seguida, destaca-se o setor secundário, com complexos industriais de grande porte. A região abriga mais de 10 mil empresas de médio e grande porte. O polo petroquímico é centrado no município de Paulínia, a poucos quilômetros de Campinas, junto à Refinaria do Planalto Paulista da Petrobrás (Replan), a maior do Brasil e uma das maiores da América Latina.

A cidade possui diversos centros comerciais e shoppings centers, como o Campinas Shopping, o Iguatemi Campinas e o Shopping Parque Dom Pedro. Também se destacam na economia campinense as microempresas: no ranking brasileiro da formalização de microempreendedores individuais, Campinas é a primeira entre as cidades do interior do país.

O município possui 373 estabelecimentos de saúde entre hospitais, prontos-socorros, postos de saúde e serviços odontológicos, sendo 103 deles públicos e 270 privados (19 hospitais gerais). Neles, a cidade possui 3 mil leitos para internação (2.183 em hospitais privados). Campinas conta com 11.443 médicos (10,7 para cada mil habitantes).

O Índice de Desenvolvimento da Educação Básica (Ideb) médio entre as escolas públicas de Campinas era em 2009 de 4,7. Esse valor está acima ao das escolas municipais e estaduais de todo o Brasil (4,0). De acordo com a Agência Nacional de Telecomunicações (Anatel), em maio de 2011 Campinas possuía mais de 460 mil telefones fixos. Há fácil acesso à internet em boa parte da cidade e alguns pontos já contam com rede *wireless* (internet sem fio). Também há diversos jornais em circulação, como o *Correio Popular* e o *Diário do Povo*. Entre as rádios, destacam-se a Rádio Bandeirantes, a Rádio Brasil e a Rádio Globo. Há várias emissoras de televisão.

Atualmente, o grupo de idosos representa pouco mais de 11% da população total na região de Campinas (menores de 15 anos representam 20%). Em 2050, os maiores de 60 anos saltarão para 31% e menores de 15 cairão para 12,75%, de acordo com projeção da Fundação Seade[13].

---

[13] O Seade, fundação vinculada à Secretaria Estadual de Planejamento e Desenvolvimento Regional do Estado de São Paulo, é um centro de referência nacional na produção e na disseminação de análises e estatísticas socioeconômicas e demográficas.

Atuando na mesma especialidade que a Clínica Maioritá (seja exclusivamente em Geriatria, seja como clínica multidisciplinar), há hoje na cidade dez serviços[14] (sem contarmos com os 72 asilos geriátricos instalados em Campinas que até fazem o atendimento médico geriátrico, mas apenas daqueles que estão internados lá). A concorrência direta, composta por serviços já tradicionais na cidade, têm boa ou ótima localização e, nos casos dos serviços multidisciplinares, atendimento em outras especialidades. Todos atendem pacientes particulares e por intermédio de convênios.

6.1.3 – Análise do ambiente interno da organização

Ao longo dos últimos dez anos, a Clínica Maioritá viveu três momentos de expansão (em 2003, foi inaugurado o serviço de Fisioterapia e Terapia Ocupacional; em 2006, foi agregado ao portfólio de especialidades médicas a Neurologia e a Endocrinologia; e, em 2010, foi a vez da Cardiologia).

Na nova unidade, será oferecido atendimento médico nas seguintes especialidades: Cardiologia, Coloproctologia, Endocrinologia, Geriatria, Ginecologia, Neurologia, Otorrinolaringologia, Reumatologia e Urologia. Além disso, os pacientes poderão contar com psicoterapia, fisioterapia, terapia ocupacional e um centro de diagnóstico por imagem.

A estrutura física da clínica compreende oito consultórios, um centro de diagnóstico (onde são realizados exames de diagnóstico por imagem) e uma sala para fisioterapia e terapia ocupacional, além de ampla sala de espera, recepção e uma central para marcação de consultas.

As condições econômicas da população de Campinas estão acima da média nacional, assim como a cobertura por planos de saúde. Estes dois pontos sugerem o potencial de sucesso da clínica (atendimento diferenciado, para pessoas com bom poder aquisitivo, interessadas em desfrutar saúde e qualidade de vida durante a terceira idade, e grande nível de exigência sobre os serviços que recebem).

A proposta de trabalho da Maioritá baseia-se na conservação da saúde e não no tratamento de pacientes fragilizados. Por isso, o atendimento será focado em idosos saudáveis.

---

[14] Levantei os serviços durante a elaboração desse plano para a nossa clínica fictícia, mas por motivos óbvios, eles não serão citados aqui. Na elaboração do plano de sua clínica ou consultório, é fundamental que todos os concorrentes tenham sido muito bem avaliados (e nominalmente citados), para facilitar o acompanhamento de suas ações.

<table>
<tr><td>

Strengths (forças)
- *Know-how* da empresa no assunto
- Localização privilegiada
- Valores agregados ao seu serviço
- Estrutura interna da empresa em relação aos concorrentes
- Missão e valores bem definidos

</td><td>

Weaknesses (fraquezas)
- Baixo nível de lembrança espontânea da marca (*brand awareness*)
- Tamanho da empresa em relação ao mercado (participação)
- Alto nível de conhecimento por parte do público
- Tempo de existência da marca (tradição)
- Fidelidade dos consumidores
- Tamanho e lealdade da base de clientes

</td></tr>
<tr><td>

Opportunities (oportunidades)
- Aumento da expectativa de vida da população da região onde o serviço será instalado
- Condições econômicas da região

</td><td>

Threats (ameaças)
- Redução da expectativa de crescimento econômico na região
- Instalação de outros serviços, com atendimento multiespecialidade, que atraiam mais pacientes

</td></tr>
</table>

6.1.5 – Interpretação do diagnóstico

A análise dos ambientes externos e internos nos mostra que a Maioritá iniciará as atividades em sua nova unidade em um mercado bastante competitivo, mas com espaço para a inserção de uma clínica diferenciada, focada no atendimento a uma clientela que hoje se recente da falta de um serviço mais sofisticado. O modelo de negócios que será adotado na Maioritá foi adaptado do desenvolvido por uma clínica em Porto Alegre, que atende clientela similar.

A localização também contribuirá no estabelecimento da imagem desejada. A clínica será instalada no Shopping Dom Pedro. Seus pacientes poderão desfrutar a facilidade de acesso e a comodidade quanto ao estacionamento e à disponibilidade de outros serviços. As instalações amplas e a dinâmica de atendimento (organizado de modo que os pacientes se sintam atendidos desde o primeiro momento que chegam à clínica) diferenciam o serviço da Maioritá, já que é comum ouvir comentários negativos sobre o tempo de espera e a lotação dos serviços concorrentes. Como a clínica foi planejada para oferecer aos seus pacientes serviços que contribuam para o envelhecimento saudável, questões como a humanização das relações, a transparência e o trabalho em equipe são muito valorizadas pela direção do serviço.

O principal problema a ser enfrentado é a pequena presença no mercado e a consequente falta de uma clientela formada que seja capaz de fazer frente aos custos da nova unidade. O conceito do serviço (atendimento diferenciado e voltado para uma clientela saudável, em busca de qualidade de vida) sugere a implantação de uma série de ações com o objetivo de divulgar seus conceitos. A proposta de atendimento diferenciado também requer atenção especial à comunicação interna e ao treinamento da equipe.

6.1.6 – Missão, visão e valores

Missão: oferecer aos seus pacientes serviços que os auxiliem na busca por condições de envelhecimento saudável e qualidade de vida.

Visão: ser reconhecida como um serviço de excelência no atendimento a idosos em toda a região metropolitana de Campinas.

Valores: atendimento humano, transparência, excelência e confiabilidade.

6.1.7 – Objetivos e estratégias de marketing

"Atender 10% das pessoas com mais de 60 anos, pertencentes às classes A e B, residentes na cidade de Campinas, no prazo de 12 meses".

Os principais problemas enfrentados pela Maioritá se relacionam com a necessidade de ampliar a visibilidade da clínica e fortalecer a marca e o posicionamento do serviço. Para isso, serão empregadas estratégias de marketing que enfatizem os diferenciais da clínica, que residem na sua própria proposta de serviço.

Como o serviço já está credenciado junto aos planos de saúde que lhe interessam (planos *top*) na região e além dos pacientes oriundos de convênios também pretende atender pacientes particulares (que basicamente têm convênios, mas não aqueles junto aos quais a Maioritá está credenciada), não serão trabalhadas estratégias de precificação.

6.1.8 – Objetivos e estratégias de comunicação

a) Problema de comunicação

Baixo nível de conhecimento do público-alvo sobre o conceito do serviço e sobre a marca.

b) Objetivos de comunicação

• Apresentar a clínica ao público-alvo, estabelecendo a identidade da marca.

• Comunicar aos pacientes atuais a mudança de endereço e a ampliação dos serviços oferecidos.

c) Descrição do público-alvo da comunicação

Por se tratar de um serviço eletivo, voltado para pacientes com plenas condições de escolha, as ações de comunicação serão focadas nos potenciais pacientes, ou seja, pessoas com mais de 50 anos, de ambos os sexos, com bons níveis intelectual, social e econômico. São pessoas economicamente ativas ou com pouco tempo de aposentados, que valorizam o lazer, querem aproveitar com saúde seus anos de descanso e residem na região metropolitana de Campinas.

d) Estratégias de comunicação

As estratégias de comunicação selecionadas visam a divulgar de maneira massiva o serviço junto ao público-alvo. Por isso, foram selecionadas as seguintes ferramentas de comunicação:

Propaganda: a propaganda será responsável pela divulgação em mais ampla escala dos serviços, para aqueles que ainda não conhecem a Maioritá. Foram escolhidos os meios que permitem a visualização das instalações e também aqueles que oferecem oportunidades de explicar o conceito da clínica.

Assessoria de imprensa: a mídia espontânea será importante para fomentar nos potenciais pacientes o questionamento sobre qualidade de vida e as medidas necessárias para o envelhecimento saudável. Como não se caracterizam como propaganda, os frutos do trabalho da assessoria de imprensa obtêm melhor imagem junto ao público e ainda representam ótimos meios de contato com o público-alvo, que tem hábito de assistir TV e de ler revistas e jornais.

Comunicação dirigida: a comunicação dirigida (por meio impresso e digital) será utilizada para informar os atuais pacientes sobre as mudanças que estão ocorrendo na clínica (novas instalações e ampliação dos serviços).

Mídias digitais: a parcela da população da terceira idade que a cada dia mais vemos participando das redes sociais é justamente o grupo que a clínica desejar abordar (idosos ativos, interessados por questões atuais e com alto padrão socioeconômico).

e) Plano de ação ou táticas de comunicação

A propaganda será a principal ferramenta de comunicação da campanha e também será por meio dela que se fará o lançamento da mesma. As ações de assessoria de imprensa serão adotadas como suporte ao longo de toda a campanha. A comunicação dirigida será a ferramenta de ligação entre a clínica e os pacientes atuais, de modo que eles se sintam privilegiados por uma comunicação exclusiva. A presença da clínica no Facebook será utilizada para reforçar os conceitos disseminados por meio da mídia espontânea.

6.1.9 – Posicionamento

"O melhor lugar para pessoas da terceira idade cuidarem de sua saúde".

6.1.10 – Criação

• Problema de comunicação: falta de conhecimento do público-alvo sobre o conceito do serviço e sobre a marca.

• Objetivos de comunicação: apresentar a clínica ao público-alvo, estabelecendo a identidade da marca.

a) Conceito criativo

É preciso fazer com que o público-alvo reflita sobre a importância das medidas preventivas para a manutenção da saúde e da qualidade de vida. As peças da campanha também devem salientar que a Clínica Maioritá oferece serviços desenvolvidos especialmente para esse público, pois conta com uma estrutura cuidadosamente planejada e uma equipe altamente qualificada.

b) Tema

O melhor da vida é desfrutar os momentos felizes.

c) Abordagem da campanha

Cenas da vida real (*slice of life*).

d) *Slogan*/assinatura

Para reforçar o conceito, foi escolhida como frase de campanha: "Nem um dia a menos!", que sintetiza a principal promessa do serviço (manutenção da qualidade de vida na terceira idade).

e) Descrição e apresentação das peças

Televisão: os comerciais mostrarão pessoas da terceira idade felizes, se divertindo e aproveitando a vida com a família e depois chegando à clínica. A parte final do filme mostrará as instalações da clínica e o atendimento, enquanto um locutor fala sobre os serviços.

Revista: será usado um anúncio de página inteira, com um casal de terceira idade aproveitando a vida, com fotos menores das instalações, um pequeno texto explicando o conceito do serviço e a frase de campanha, convidando a conhecer a clínica. Assinam a peça a logomarca e os endereços (físico e virtual).

Outdoor: outra imagem de pessoas representando o público-alvo, felizes e ativas, acompanhada pela frase de campanha. Assinam a peça a logomarca e os endereços (físico e virtual).

Comunicação dirigida: um *folder* será enviado por correio para os pacientes cadastrados na clínica. Nele, teremos o mesmo estilo de imagens das outras peças e explicações mais detalhadas sobre a ampliação do serviço. Assinam a peça a logomarca e os endereços (físico e virtual).

f) Defesa das peças

Com o conceito criativo adotado, poderemos utilizar as características de cada meio para instigar o público-alvo a conhecer um pouco mais da clínica, acessando seu site ou indo pessoalmente visitar suas instalações.

6.1.11 – Meios planejados para a difusão da comunicação

a) Objetivo de mídia

Oportunizar que a mensagem da campanha atinja pelo menos sete vezes, em um período de 30 dias, 50% do público-alvo, formado por homens e mulheres com mais de 50 anos, moradores da região metropolitana de Campinas.

b) Estratégia de mídia

Público visado: os próprios potencias usuários dos serviços.

Âmbito da campanha: regional.

Natureza do serviço: saúde.

Caráter do consumo: não sazonal.

Rito de compra: como para a maioria do público-alvo o conceito da clínica (tratamentos preventivos para um envelhecimento saudável) é desconhecido, a divulgação precisará atuar no sentido de instigar a curiosidade sobre o tema e gerar interesse que leve à marcação de uma consulta.

Qualidades que devem ser demonstradas: instalações, serviços oferecidos e atendimento.

Restrições jurídicas: resolução CFM 1.974/11, que normatiza a divulgação de serviços médicos e impede que na divulgação de um serviço de saúde se utilizem imagens ou textos que sugiram que a clínica seja a única capacitada para prestar atendimento para a clientela proposta.

Divulgação dos concorrentes: os principais concorrentes utilizam anúncios em encartes de jornais e comerciais de TV. Os maiores serviços também mantêm forte presença na internet.

Natureza da mensagem: divulgação institucional da nova clínica.

c) Táticas de mídia

A campanha publicitária será veiculada durante quatro semanas, iniciando-se na segunda quinzena de outubro de 2013 (duas semanas após a inauguração da nova unidade da clínica). Quanto aos meios selecionados, temos a seguinte seleção tática:

Televisão: serão veiculados 20 comerciais de 30 segundos. A emissora escolhida foi a EPTV, afilada da Rede Globo, devido à grande audiência e à credibilidade da mesma junto ao público-alvo. A opção por programas jornalísticos e de saúde se deu por duas razões: o gosto do público-alvo por esse tipo de programa e o custo-benefício das programações regionais. Foram selecionados o *Jornal EPTV* (exibido de segunda a sábado, às 12h05, com audiência de 11,5%, sendo 47% dela entre pessoas com mais de 50 anos), o *Bem estar* (que vai ao ar de segunda a sexta, às 7h30, com audiência de 8,5%) e o *Jornal Regional* (exibido de segunda a sábado, às 19h15, com audiência de 20,9% e 46,7% de *share*, sendo 43% da audiência entre pessoas com mais de 50 anos), onde será veiculado apenas um comercial, abrindo a campanha, em função do custo.

Revista: serão veiculados dois anúncios de página inteira (um na semana de lançamento da campanha e outro na terceira semana da campanha). A revista escolhida foi a *Metrópole* (41% dos leitores acima de 49 anos), que circula encartada no jornal *O popular* (119 mil leitores, sendo 91% pertencentes às classes A e B, segundo o Instituto Marplan).

Outdoor: serão veiculados oito *outdoors*, distribuídos em duas bissemanas, em tabuletas localizadas em vias de grande circulação nas proximidades do Shopping Dom Pedro (Avenida Guilherme Campos, Rua Eunice Navarro, Rua Zerillo Pereira Lopes e Avenida Wagner Samara).

d) Programação de mídia

Veículo/ Programa	Outubro										
	21	22	23	24	25	26	27	28	29	30	31
Jornal EPTV	1		1		1				1		1
Bem estar		1		1				1		1	
Jornal Regional	1										
Metrópole							1				
Outdoor	4	4	4	4	4	4	4	4	4	4	4
Total	6	5	5	5	5	4	5	5	5	5	5

Veículo/ Programa	Novembro															
	1	2	3	4	5	6	7	8	9	10	11	12	13	14	15	16
Jornal EPTV				1		1		1				1		1		
Bem estar	1				1		1				1		1			
Jornal Regional																
Metrópole										1						
Outdoor	4	4	4	4	4	4	4	4	4	4	4	4	4	4	4	4
Total	5	5	5	5	5	5	5	5	4	5	5	5	5	5	4	4

Veículo/ Programa	Custo unitário	Custo total
Jornal EPTV	R$3.430	R$34.300
Bem estar	R$2.014	R$18.126
Jornal Regional	R$12.105	R$12.105
Metrópole	R$14.400	R$28.800
Outdoor	R$2.872 (bissemana)	R$22.976
Total		**R$116.307**

Comunicação dirigida: serão impressos 10 mil *folders*, sendo 8 mil destinados aos pacientes cadastrados na clínica e 2 mil para serem remetidos a formadores de opinião e operadoras de planos de saúde.

Para a campanha de lançamento da nova unidade, a direção da clínica destinou R$250 mil. Além dos custos relativos à veiculação das mensagens publicitárias, descritas na programação de mídia, outros investimentos precisam ser considerados na divulgação da nova unidade da Clínica Maioritá. A saber:

- Desenvolvimento do novo site.
- Produção fotográfica.
- Criação do *folder* institucional.
- Coquetel de inauguração.

6.1.13 – Viabilidade econômica

Natureza da despesa	Valor	Observações
Desenvolvimento do novo site do serviço	R$4.800	Desembolso em duas parcelas mensais, sendo a primeira na aprovação do *layout*.
Produção fotográfica	R$2.800	Para uso no site e nos demais materiais de divulgação. Pagamento dez dias após a entrega.
Criação das peças gráficas e eletrônicas	R$12.800	Pagamento 20 dias após a entrega.
Impressão do *folder* institucional	R$13.400	São 10 mil *folders*, em formato aberto de 27 por 63 centímetros, com duas dobras e aplicação de verniz localizado. Pagamento 28 dias após a entrega.
Produção do comercial	R$38 mil	Pagamento dez dias após a entrega.
Produção dos convites	R$1.100	Inclui envelopes personalizados. Pagamento 28 dias após a entrega.
Postagem dos convites	R$210	Pagamento à vista.
Coquetel de inauguração	R$18 mil	Inclui um bufê para 100 pessoas, DJ e decoração. Pagamento em duas parcelas, sendo a primeira na assinatura do contrato e a segunda no dia do evento.
Veiculação de mídia	R$116.307	Pagamento 15 dias após a veiculação.
Postagem da comunicação dirigida	R$10.400	Considerado envio por correio como impressos de 8 mil *folders* institucionais. Pagamento 20 dias após a postagem.
Investimento total	**R$217.817**	

Etapa	Prazo	Responsável
1. Criação das peças gráficas e eletrônicas	2 de setembro de 2013	Agência de publicidade
2. Produção fotográfica	13 de setembro de 2013	Agência de publicidade
3. Desenvolvimento do site	13 de setembro de 2013	Agência de publicidade
4. Produção do comercial	20 de setembro de 2013	Agência de publicidade
5. Produção do *folder* institucional	20 de setembro de 2013	Agência de publicidade
6. Compilação de *mailing* para envio do *folder* institucional	16 de setembro de 2013	Administração da clínica
7. Contratação de espaço na mídia para veiculação da campanha	12 de setembro de 2013	Agência de publicidade
8. Postagem do *folder* institucional	23 de setembro de 2013	Administração da clínica
9. Contratação do bufê	13 de setembro de 2013	Administração da clínica
10. Contratação do DJ	13 de setembro de 2013	Administração da clínica
11. Seleção de *mailing* para convidar para o coquetel de inauguração	18 de setembro de 2013	Administração da clínica
12. Treinamento da equipe de atendimento para o dia do coquetel	15 de outubro de 2013	Administração da clínica
13. Ornamentação da clínica	17 de outubro de 2013	Administração da clínica
14. Realização do coquetel	17 de outubro de 2013	Administração e direção da clínica
15. Alimentação das redes sociais sobre a inauguração	18 de outubro de 2013	Agência de publicidade
16. Emissão de cartas de agradecimento pós-coquetel de inauguração	21 de outubro de 2013	Administração da clínica
17. Início da veiculação da campanha publicitária	21 de outubro de 2013	Agência de publicidade

A verificação da efetividade da campanha se dará por meio de pesquisas junto ao cadastro de pacientes atendidos (novos e atuais). Caso se perceba algum problema no alcance dos objetivos, após dez meses do início do atendimento, será realizada nova campanha de divulgação, empregando outros meios.

Analisando

O primeiro exemplo trata sobre um serviço de médio porte. A campanha proposta utiliza propaganda como principal meio de comunicação. Os custos dessa campanha são inviáveis para a maioria dos serviços de saúde brasileiros. Agora veremos um exemplo absolutamente factível para qualquer pequeno serviço. Você perceberá que a própria estrutura do planejamento traz uma série de adaptações do modelo que propus no capítulo 5. Propositadamente, procurei elaborar um planejamento cuja execução depende muito mais de ações dos próprios médicos do que de terceiros contratados (como produtoras e agências). Com isso, tentei mostrar que cuidar da comunicação de seu serviço não é uma questão de tamanho, mas sim de atitude.

6.2. Exemplo 2 – Clínica Bernner Cardiologistas

6.2.1. Introdução

Luiz Bernner é cardiologista. Dedicou sua vida profissional à universidade, onde atuou por 30 anos. Seu filho,Ricardo, que escolheu a mesma especialidade e depois da residência médica fez um estágio de um ano em uma clínica americana, está retornando a Recife (PE), sua cidade natal, com o objetivo de trabalhar ao lado do pai, que, agora aposentado da universidade, pretende dedicar-se ao consultório que manteve timidamente durante os últimos dez anos, pensando no retorno do filho.

O consultório é uma pessoa jurídica, denominada Bernner Cardiologistas, e o presente planejamento foi elaborado para orientar as ações de comunicação da clínica de Luiz e Ricardo Bernner. Como mencionado, não se trata de um novo consultório, mas de um novo momento do serviço.

Parte 1 – Análise da situação da organização e do ambiente mercadológico

6.2.2 – Ambiente externo

A ótima fase econômica atravessada pelo Brasil na última década tem proporcionado casos de sucesso e conquistas importantes na área da Saúde, principalmente na região Nordeste do país.

A região abriga atualmente cerca de 30% da população nacional (53 milhões de pessoas) e vem apresentando crescimento econômico extraordinário. Pernambuco lidera o ritmo de crescimento dos estados nordestinos. O crescimento do produto interno bruto (PIB) do estado foi superior ao do Brasil no primeiro trimestre de 2012 (4,6% contra 0,28%). O estado também apresenta crescimento significativo da classe média, elevação de crédito, grandes investimentos públicos e privados (R$46 bilhões previstos até 2014), crescimento do nível de educação e diminuição da violência.

Recife também é considerada como o segundo maior polo médico do Brasil, com mais de 400 hospitais, cerca de 8 mil leitos e geração de aproximadamente 200 mil empregos no setor. O polo médico de Recife também tem atraído pessoas de outros estados, fortalecendo o "turismo da Saúde" e beneficiando indiretamente outros segmentos da economia local, como hotelaria, transporte e gastronomia. O crescimento do setor também estimula e oferece oportunidades de negócios complementares (produção e comércio de medicamentos, equipamentos e instrumentos médico-cirúrgicos, serviços de seguros e planos de saúde, desenvolvimento de *softwares* para a gestão médico-hospitalar e novas faculdades para a formação de profissionais).

Além disso, o complexo industrial e portuário localizado em Suape, com cerca de 120 empresas já instaladas e suas ramificações (petroquímica e siderúrgica), como a refinaria Abreu e Lima, da Petrobrás e a unidade da Fiat, e importantes obras, como a duplicação da BR-101, a transposição do rio São Francisco e a construção da Ferrovia Transnordestina, convertem a região no principal polo atrativo de negócios do Nordeste[15].

A Cardiologia é uma especialidade médica com grande potencial de crescimento. Mudanças socioculturais interferem não só no acesso ao atendimento como também no nível de conhecimento das pessoas sobre a importância dos cuidados preventivos. Nos últimos 30 anos, novos medicamentos e exames diagnósticos alteraram o perfil da especialidade, que conquistou mais segurança em seus procedimentos e mais potencial de solucionar os problemas dos pacientes. Hoje, na capital pernambucana, há dois cursos credenciados pela Sociedade Brasileira de Cardiologia (SBC) e mais um programa de residência do Ministério da Educação (MEC). De acordo com o Conselho Federal de Medicina (CFM), Pernambuco conta com 197 cardiologistas com título de especialista registrado.

Considerando os dados do IBGE sobre a população da capital pernambucana, estimada em 1.536.934 habitantes, chegamos a uma relação de um cardiologista para cada 7.800 potenciais pacientes. Se considerarmos que 41,2% da população da capital pernambucana (cerca de 630 mil pessoas) conta com plano de saúde, a relação entre cardiologista e potencias pacientes cai para de um para 3.198 (a recomendação da Organização Mundial da Saúde – OMS é de um especialista para cada 17 mil habitantes).

Diante de tais dados, é possível afirmar que sob a ótica do número de profissionais para atendimento dos pacientes que possuem planos de saúde, a clínica de Luiz e Ricardo Brenner atua em um mercado saturado, com uma oferta maior do que a indicada pela OMS. Sob a ótica do crescimento econômico do estado, é possível dizer que, em alguns anos, mais pessoas na região terão acesso a planos de saúde e que isso gerará uma oportunidade para os serviços que estiverem estabelecidos desfrutarem uma boa imagem junto à comunidade e mantiverem um bom relacionamento com as operadoras de planos de saúde atuantes em Pernambuco.

[15] Segundo o site <www.empreendersaude.com.br>, acessado em 27 de agosto de 2011.

a) Concorrentes

Uma rápida pesquisa na internet ("clínica de Cardiologia em Recife") nos deu acesso aos sites de alguns serviços e também a guias, onde o internauta toma contato com serviços de Cardiologia na cidade. A busca totalizou 72 serviços. Como a Clínica Bernner é pequena e não oferece atendimento para urgências e emergências, nem tão pouco realiza exames complementares, limitamos o estudo da concorrência a 12 clínicas e consultórios instalados no mesmo bairro. Tais serviços são bastante diferentes entre si, em tamanho, serviços oferecidos, marketing e comunicação. A maioria deles não está sequer presente na internet.

6.2.3 – Análise do ambiente interno da organização

A Clínica Bernner é, na verdade, um consultório onde atuam dois médicos, pai e filho. O pai, Luiz, é conhecido pela comunidade médica, já que foi por 30 anos professor na universidade estadual. Entretanto, durante esse período, mantinha uma pequena atividade em seu consultório, limitada a duas tardes por semana, muito em função da preocupação em manter o consultório e os cinco convênios que possui, pensando no futuro de seu filho, que também fez Cardiologia e voltaria para a cidade após terminar seus estudos. Como o consultório não era a atividade principal de Luiz, não foram realizados nos últimos dez anos investimentos, nem na melhoria das instalações nem na comunicação com seus públicos de interesse. Com o retorno ao Brasil de Ricardo, os dois médicos decidiram reformar e redecorar a clínica, além de contratar mais uma recepcionista. A partir da reforma, temos uma clínica de excelente aspecto físico, mas que em termos de tradição, serviços e convênios está em posição bastante inferior a sua concorrência.

6.2.4 – Análise Swot

Strengths (forças)	*Weaknesses (fraquezas)*
• Renome de Luiz Bernner junto à comunidade médica da cidade (foi professor de vários deles) • Instalações modernas e bem decoradas • Ricardo traz novos conceitos e frutos de seus estudos no exterior	• Baixo nível de lembrança espontânea da marca (brand awareness) • Tamanho da empresa em relação ao mercado (participação) • Alto nível de conhecimento por parte do público • Tempo de existência da marca (tradição) • Fidelidade dos consumidores • Tamanho e lealdade da base de clientes
Opportunities (oportunidades)	*Threats (ameaças)*
• Aumento da expectativa de vida da população da região onde o serviço será instalado • Condições econômicas da região	• Redução da expectativa de crescimento econômico na região • Instalação de outros serviços, com atendimento multiespecialidade, que atraiam mais pacientes

6.2.5 – Interpretação do diagnóstico

A Clínica Bernner enfrenta um mercado extremamente competitivo e está em desvantagem devido ao seu tamanho. Para enfrentar a concorrência, será necessário investir em diferenciais de atendimento e na percepção de qualidade pelos pacientes. Como a maior parte dos recursos disponíveis foi investida na reforma e na decoração das instalações, será necessário trabalhar com estratégias de comunicação de baixo custo.

Parte 2 - Plano de Comunicação de Marketing

6.2.6 – Missão, visão e valores

• Missão: excelência no atendimento cardiológico, com atendimento humanizado e compromisso ético.

• Visão: ser reconhecida pela sociedade como uma clínica compromissada com a qualidade de vida de seus pacientes.

• Valores: ética, humanização e confiabilidade.

6.2.7 – Objetivos e estratégias de marketing

Ampliar em 150% o volume de consultas em um prazo de 12 meses. Para que esse objetivo seja alcançado, a clínica focou suas estratégias no serviço (atributos de satisfação de desejos ou necessidades) e na promoção (relações públicas, *branding*, marketing direto e marketing digital).

A clínica está credenciada junto a cinco planos de saúde (alguns dos quais destoam de sua proposta de marketing). Por isso, será necessário também renegociar valores e buscar credenciamento junto a operadoras mais interessantes (seja em função dos honorários, seja em função de sua clientela).

6.2.8 – Objetivos e estratégias de comunicação

a) Problema de comunicação
Desconhecimento do público-alvo sobre a clínica.

b) Objetivos de comunicação

• Levar ao conhecimento de formadores de opinião (médicos de outras especialidades, com potencial de indicação dos serviços) a dedicação de. Luiz à clínica, de modo que ao final de um ano tenhamos o triplo de pacientes indicados por outros médicos chegando à clínica.

• Levar ao conhecimento dos potenciais pacientes a importância da consulta periódica ao cardiologista como medida preventiva para os problemas de coração.

• Apresentar a clínica às operadoras de planos de saúde selecionadas.

• Criar o conceito da marca Bernner Cardiologistas junto à comunidade.

c) Descrição do público-alvo da comunicação
Foram escolhidos quatro públicos-alvo para as ações de comunicação:

• Médicos com potencial de indicação de pacientes: clínicos gerais, geriatras, endocrinologistas, pneumologistas e cirurgiões em geral (solicitam riscos cirúrgicos) que atuem em Recife.

• Pacientes antigos e atuais de Luiz Bernner: precisam ser informados sobre a ampliação dos horários de atendimento e a chegada de Ricardo à clínica.

• Potenciais pacientes: precisam conhecer os serviços e os médicos. Estrategicamente, decidiu-se que novos pacientes serão direcionados a Ricardo, de modo que Luiz possa se focar em atender seus antigos e atuais pacientes, além da administração da clínica.

• Operadoras de planos de saúde selecionadas, junto às quais se deseja obter credenciamento ou renegociar valores.

d) Estratégias de comunicação

Foram selecionadas (de acordo com as estratégias de marketing adotadas) o *branding*, as relações públicas, a assessoria de imprensa e as estratégias de *web* e de marketing direto. A estratégia de *branding* será adotada para criar personalidade para a marca (não há hoje sequer uma identidade visual para o serviço). As relações públicas serão empregadas para fazer com que os públicos-alvo tomem conhecimento sobre os serviços e ainda para gerenciar relacionamentos com potenciais indicadores. A assessoria de imprensa será importante para contribuir no *branding*, pois o trabalho da assessoria de imprensa representa um ótimo meio de contato com o público-alvo por meio das mídias, com custos bem menores do que a veiculação publicitária. As ações de marketing direto serão utilizadas para estabelecer comunicação com os pacientes antigos e atuais. Por meio das estratégias de *web*, buscar-se-á abrir espaço para que o jovem Luiz se aproxime de novos pacientes, identificados com as tecnologias digitais.

e) Plano de ação ou táticas de comunicação

O primeiro passo da comunicação será a instituição de uma identidade visual que contribua na construção de uma identidade para a marca. Depois, serão trabalhadas as ferramentas de comunicação dessa identidade. Teremos para isso um *folder* institucional (impresso) e o site da clínica e um blog. Em seguida, serão iniciadas as ações de assessoria de imprensa e comunicação dirigida, que serão empregadas por seis meses. As atividades de relações públicas e a presença na internet são de caráter permanente.

6.2.9 – Posicionamento

Uma clínica de Cardiologia focada no relacionamento entre médico e paciente.

6.2.10 – Criação

• Problema de comunicação: desconhecimento do público-alvo sobre a clínica.

• Objetivos de comunicação: (1) Levar ao conhecimento de formadores de opinião (médicos de outras especialidades, com potencial de indicação dos serviços) a dedicação de Luiz à clínica, de modo que ao final de um ano tenhamos o triplo de pacientes indicados por outros médicos. (2) Levar ao conhecimento dos potenciais pacientes a importância da consulta periódica ao cardiologista como medida preventiva importante para os problemas de coração. (3) Apresentar a clínica às operadoras de planos de saúde selecionadas. (4) Criar o conceito da marca Bernner Cardiologistas junto à comunidade.

a) Conceito criativo

É preciso mostrar ao público-alvo que em muitos aspectos a Cardiologia evoluiu, mas que o atendimento e o calor humano ainda são fundamentais. As peças de comunicação devem também salientar que o corpo clínico é muito capacitado.

b) Tema

Tradição e modernidade.

c) Abordagem da campanha

A comunicação será baseada em apelos emocionais (relacionamento médico-paciente) e racionais (o que há de mais moderno no diagnóstico e tratamento de problemas cardíacos), apresentados sob a forma de problema-solução.

6.2.11 – Meios planejados para a difusão da comunicação

Canais de comunicação interativos e que utilizam como suporte novas tecnologias, como a telefonia e a internet, serão empregados para que a clínica mantenha contato com seus públicos.

a) Restrições jurídicas

A resolução 1.974/11 do CFM determina várias limitações para a propaganda de serviços médicos, entre elas, o diagnóstico e a prescrição de medicamentos sem o exame do paciente. Por isso, será fundamental tomar cuidado com as perguntas a serem respondidas pela internet.

b) Divulgação dos concorrentes

Exceto os grandes serviços da cidade, não há divulgação sistemática dos principais concorrentes do mesmo porte.

c) Natureza da mensagem

Divulgação institucional da nova clínica.

d) Táticas de divulgação

O trabalho de divulgação será de médio e longo prazo, iniciando-se na primeira semana de agosto de 2013. Quanto aos meios selecionados, temos a seguinte seleção tática:

Branding: além da logomarca, da papelaria institucional e dos uniformes para as funcionárias, será desenvolvido um site para a clínica (fundamental falar sobre os serviços oferecidos e mostrar as instalações da clínica em uma visita virtual), uma *fanpage* para o Facebook e um blog. Ricardo será responsável pela alimentação de ambos. O blog será alimentado semanalmente, por meio da inserção de um *post* comentando algum acontecimento relacionado à saúde ou ainda oferecendo dicas para uma vida saudável. Para o Facebook, serão criados cartões virtuais (com o tema "Seu coração merece esse carinho"), que trarão dicas. A ideia é que esses *posts* sejam compartilhados e com isso ampliem a visibilidade da clínica.

Assessoria de imprensa: será contratada uma assessoria de imprensa por um período inicial de um ano. A proposta é oferecer à imprensa sugestões de pauta sobre cuidados com a saúde e os riscos cardíacos. A assessoria deverá atuar não só junto aos veículos da grande mídia, como também junto a blogs, sites e veículos de comunicação de grandes empresas.

Relações públicas: serão buscadas oportunidades para a aproximação da clínica com membros da comunidade, por meio da participação de Ricardo em palestras e em eventos (em empresas e associações). O foco estará na divulgação de medidas preventivas e no esclarecimento de dúvidas. O nome da clínica não será associado às palestras, já que isso contraria a resolução 1.974/11 (promoção pessoal). Os e-mails marketing informativos, desenvolvidos para pacientes, também serão enviados para os responsáveis pelos Recursos Humanos das maiores empresas da região (ou para o responsável pelos benefícios oferecidos aos funcionários), como forma de manter o nome da clínica em suas mentes (as empresas, como clientes importantes para as operadoras, têm grande poder para indicar clínicas para credenciamento).

Comunicação dirigida: como parte das ações de fidelização dos pacientes, serão instituídas rotinas de remessa de cartões de aniversário e ainda cartões lembrando a importância da avaliação periódica por um especialista (serão enviados a todos os pacientes um ano após sua última visita à clínica). E-mails marketing sobre cuidados com a saúde e sobre os riscos cardiológicos (todos de caráter informativo) serão enviados aos pacientes cadastrados a cada dois meses. Para os médicos que encaminharem pacientes, será remetido um e-mail de agradecimento, com breves informações sobre o caso.

Ação junto às operadoras de planos de saúde: um *folder* institucional será usado pelos médicos Bernner nas visitas que farão aos responsáveis pelo credenciamento. Essas pessoas serão identificadas por meio de contatos telefônicos, realizados pelas atendentes da clínica (após receberem treinamento para realizar essa ação). Após a visita, um cartão virtual será enviado, agradecendo pela reunião. Depois dele, a evolução do relacionamento será monitorada (pelos médicos) e novos contatos serão realizados a cada seis meses, caso os contatos não tiverem evoluído para o credenciamento desejado.

6.2.12 – Verba e orçamento da campanha

O orçamento da campanha de divulgação engloba os seguintes gastos:

- Criação da logomarca e da identidade visual.
- Desenvolvimento do site.
- Contratação da assessoria de imprensa.
- Criação dos informativos sobre saúde.
- Criação e produção dos cartões de aniversário.
- Criação e produção do folder institucional.
- Criação e produção de cartões lembrando sobre a importância da avaliação periódica.
- Postagem de cartões de aniversário e dos cartões sobre avaliações periódicas.

6.2.13 - Viabilidade econômica

Natureza da despesa	Valor	Observações
Criação da logomarca e da identidade visual	**R$3.800**	Desembolso em três parcelas, sendo a primeira na aprovação da logo, a segunda na aprovação das principais aplicações e a terceira na entrega do manual de identidade visual.
Desenvolvimento do site	**R$2.800**	Desembolso em duas parcelas mensais, sendo a primeira na aprovação do *layout*.
Produção fotográfica	**R$2.800**	Para uso no site e no *folder* institucional. Pagamento dez dias após a entrega.
Criação das peças gráficas e eletrônicas	**R$9.200**	Pagamento 20 dias após a entrega.
Impressão do *folder* institucional	**R$5.400**	São 1 mil *folders*, em formato aberto de 27 por 63 centímetros, com duas dobras e aplicação de verniz localizado. Pagamento 28 dias após a entrega.
Postagem de comunicação dirigida	**R$10.400**	Considerando envio por correio, como impressos, de 8 mil cartões (estimativa de remessa para os seis primeiros meses da ação de divulgação). Pagamento 20 dias após a postagem.
Assessoria de imprensa	**R$15 mil**	R$2.500 por mês, por um período de seis meses.
Investimento total	**R$49.400**	

6.2.14 - Cronograma de ações e métodos de avaliação e controle

Etapa	Prazo	Responsável
1. Criação da identidade visual	20 de junho de 2013	Agência de propaganda
2. Desenvolvimento do site	13 de julho de 2013	Agência de propaganda
3. Produção fotográfica	9 de julho de 2013	Agência de propaganda
4. Criação das peças gráficas e eletrônicas	2 de julho de 2013	Agência de propaganda
5. Contratação da assessoria de imprensa	20 de julho de 2013	Luiz Bernner
6. Criação do blog	13 de julho de 2013	Ricardo Bernner
7. Criação da *fanpage* no Facebook	13 de julho de 2013	Ricardo Bernner
8. Produção do *folder* institucional	20 de setembro de 2013	Agência de propaganda
9. Compilação de *mailing* para envio do *folder* institucional	16 de setembro de 2013	Recepcionistas e Luiz Bernner
10. Marcação de visitas às operadoras de planos de saúde	13 de agosto de 2013	Recepcionistas e Luiz Bernner
11. Postagem do *folder* institucional	23 de setembro de 2013	Recepcionistas
12. Alimentação das redes sociais	18 de outubro de 2013	Ricardo Bernner

REGULAMENTAÇÃO DA DIVULGAÇÃO DOS SERVIÇOS DE SAÚDE

Capítulo 7

Regulamentação da divulgação dos serviços de saúde

No Brasil, toda a atividade médica, seja como pessoa física ou jurídica, é regida pelo Conselho Federal de Medicina (CFM), que mantém representações estaduais, os conselhos regionais de Medicina (CRM). Conhecer as competências e as áreas de atuação dessas autarquias é fundamental não só para contribuir para a valorização da Medicina em seus aspectos éticos diante da sociedade, como também para evitar que, por desatenção ou desconhecimento, o médico se veja envolvido em um processo ético.

O CFM possui atribuições constitucionais de fiscalização e de normatização da prática médica. Da competência inicial, restrita ao registro profissional do médico e à aplicação de sanções do Código de Ética Médica, a entidade abarcou outras áreas de atuação, como um importante papel político, não só na defesa da saúde da população, como também dos interesses da classe médica, em resposta às mudanças sociais e da própria Medicina nos últimos 50 anos (a entidade foi criada em 1951). Ao longo de sua história, o CFM tem buscado regular a presença dos médicos na mídia e as iniciativas de divulgação de seu serviços, mas as primeiras iniciativas neste sentido são ainda anteriores a sua criação.

7.1. Um pouco de história

7.1.1 - Código Internacional de Ética Médica

Em outubro de 1949, durante a 3ª Assembleia Geral da Associação Médica Mundial, em Londres, foi adotado o Código Internacional de Ética Médica, revisado pela 22ª Assembleia Médica Mundial, realizada em Sidney, em agosto de 1968, e pela 35ª Assembleia Médica Mundial, realizada em Veneza, em outubro de 1983. A versão mais recente do texto diz:

O MÉDICO DEVE manter sempre o mais alto nível de conduta profissional.

O MÉDICO NÃO DEVE permitir que motivo de lucro influencie o livre e independente exercício de sua capacidade profissional em benefício dos pacientes.

O MÉDICO DEVE, em todos os tipos de prática médica, dedicar a proporcionar um serviço médico competente, com total independência técnica e moral, com compaixão e respeito pela dignidade humana.

O MÉDICO DEVE tratar com honestidade pacientes e colegas, empenhar-se para expor aqueles médicos falhos em caráter ou competência ou que comprometidos em fraude ou enganos.

As seguintes práticas são consideradas condutas não éticas:

a) A propaganda de sua pessoa, exceto as permitidas pelas leis do país e do Código de Ética da Associação Médica Nacional.

b) Pagamento ou recebimento de qualquer comissão ou qualquer outra recompensa exclusivamente para obter o encaminhamento de paciente ou por prescrever ou direcionar o paciente para qualquer tipo de estabelecimento.

O MÉDICO DEVE respeitar os direitos dos pacientes, dos colegas, e de outros profissionais da Saúde, e protegerá as confidências dos pacientes.

O MÉDICO DEVE atuar somente no benefício do paciente quando realizando cuidados médicos que possam ter o efeito de debilitar a condição mental e física do paciente.

O MÉDICO DEVE agir com muita cautela na divulgação de descobertas ou novas técnicas ou tratamentos através de canais não profissionais.

O MÉDICO DEVE atestar somente o que ele verificar pessoalmente.

Deveres dos médicos para com o doente

O MÉDICO DEVE sempre ter presente a obrigação da preservação da vida humana.

O MÉDICO DEVE ao paciente lealdade e empregar todos os recursos da ciência a seu favor. Quando um exame ou tratamento estiver além de sua capacidade médica, deverá convidar outro médico que tenha a necessária habilidade.

O MÉDICO DEVE manter absoluta confidencialidade de todo o seu conhecimento sobre o paciente, mesmo após a morte do paciente.

O MÉDICO DEVE prestar cuidados de emergência como dever humanitário, a menos de que esteja seguro que outros estão dispostos e habilitados para oferecer tais cuidados.

Deveres dos médicos para com seus colegas

O MÉDICO DEVE comportar-se com seus colegas como desejaria que se comportassem com ele.

O MÉDICO NÃO DEVE atrair os pacientes de seus colegas.

O MÉDICO DEVE observar os princípios da Declaração de Genebra, aprovada pela Associação Médica Mundial.

7.1.2 - Código de Ética Médica

O Código de Ética Médica, em vigor desde 2010, é o sexto oficialmente reconhecido na história da Medicina Brasileira, mas antes deles algumas outras iniciativas prepararam a sociedade brasileira para a discussão da questão. A primeira foi a publicação, pela Gazeta Médica da Bahia em 1867, de uma tradução do Código da Associação Médica Americana. Em 1929, o Sindicato Médico Brasileiro publicou o Código de Moral Médica, uma tradução do Código de Moral Médica aprovado pelo IV Congresso Médico Latino-Americano.

Em 1944, durante o IV Congresso Médico Sindicalista, foi aprovado o primeiro código oficialmente reconhecido no Brasil, sob o nome de Código de Deontologia Médica. Em 1953, a Associação Médica Brasileira (AMB) produziu um novo código, que veio a ser incorporado pelo CFM, que em 1957 havia assumido o status de entidade normativa e tribunal de ética (lei 3.268/1957). Em 1963, o código sofreu algumas modificações a partir de contribuições advindas do Congresso dos Conselhos Regionais de Medicina. O novo Código de Ética Médica entrou em vigor em 1965.

Em 1984 e em 1988, foram publicadas novas versões do Código de Ética Médica. A versão atual entrou em vigor em 2010. As principais mudanças que ele trouxe respondiam às mudanças científicas e sociais, previsão de cuidados paliativos, o reforço à autonomia do paciente e regras sobre a reprodução assistida e a manipulação genética, abordagem de temas como conflito de interesses, segunda opinião e responsabilidade médica, além de regras mais claras à interação dos médicos com as operadoras de planos de saúde, cartões de descontos e consórcios, e de revisões e ampliações na parte dedicada à publicidade médica. Vejamos o que cada versão do Código de Ética Médica trouxe como norma ao que tange à publicidade e divulgação de serviços médicos:

1944
Capítulo 2 – Da preservação da dignidade profissional

Artigo 6º – É dever do médico:

6. Limitar-se, nos seus anúncios, à indicação do seu nome, títulos científicos, especialidades convenientemente definidas, dias e horas de consultas, endereço do consultório e residência.

Artigo 7º – É vedado ao médico:

3. Solicitar atenção pública por meio de avisos, circulares ou cartões particulares, nos quais se ofereça a pronta e infalível cura de determinadas moléstias.

4. Exibir, fazer irradiar, publicar ou permitir que se publiquem em jornais ou revisão não consagradas à Medicina casos clínicos, operações ou tratamentos especiais exceto os resultados das sessões das sociedades médicas.

5. Prescrever remédios de fórmulas secretas, próprias ou de outras pessoas; receitar ilegivelmente ou sob forma de código ou número; fornecer atestado sobre produtos ou especialidades farmacêuticas para propaganda ou publicações em jornais e revistas não consagradas à Medicina e contribuir de qualquer maneira para a recomendação do seu uso ao público.

6. Anunciar ou publicar, de qualquer forma, que presta serviços gratuitamente aos pobres e fornecer-lhes medicamentos.

8. Exibir, publicar ou permitir que se publiquem atestados de habilidade ou competência e ufanar-se publicamente do êxito obtido com sistema, cura ou remédios especiais.

13. Oferecer ao público os seus serviços por meio de anúncios ou publicações tendenciosas, fora dos moldes contidos no item 6 do artigo 7º.

16. Dar conselhos e receitas ao consulente por estações de rádio e correspondência em jornais ou publicações semelhantes.

26. Anunciar seus serviços profissionais por preços vis.

1953
Capítulo I – Normas fundamentais

Artigo 5º – É vedado ao médico:

a) Utilizar-se de agenciadores para angariar serviços ou clientela.

b) Receber ou pagar remuneração ou percentagem por clientes encaminhados de colega a colega.

d) Fazer publicidade imoderada, sendo lícito, nos anúncios, além das indicações genéricas, referir especialidade, títulos científicos, aparelhagem especial, horário e preço de consultas.

e) Anunciar a cura de doenças, sobretudo das consideradas incuráveis, o emprego de métodos infalíveis ou secretos de tratamentos e, ainda que veladamente, a prática de intervenções ilícitas.

f) Usar títulos que não possua ou anunciar especialidade em que não esteja habilitado ou não seja admitida no ensino médico ou sancionada por sociedades médicas.

g) Dar consultas, diagnósticos ou receitas pelos jornais, rádio ou correspondências, bem como divulgar ou permitir divulgação na imprensa leiga de observações clínicas, atestados e cartas de agradecimentos.

j) Anunciar a prestação de serviços gratuitos ou a preços vis em consultórios particulares ou oferecê-los em tais condições a instituições cujos associados possam remunerá-los adequadamente.

m) Divulgar processos de tratamento ou descobertas cujo valor não seja expressamente reconhecido pelos organismos profissionais.

n) Praticar quaisquer atos de concorrência desleal aos colegas.

1965
Capítulo 1 – Normas fundamentais

Artigo 5º – É vedado ao médico:

a) Utilizar-se de agenciadores para angariar serviços ou clientela.

d) Fazer publicidade imoderada, sendo lícito, porém, nos anúncios, além das indicações genéricas, referir especialidade, títulos científicos e horário de consulta.

e) Anunciar a cura de doenças, sobretudo das consideradas incuráveis, o emprego de métodos infalíveis ou secretos de tratamento e, ainda que veladamente, a prática de intervenções ilícitas.

f) Usar títulos que não possua ou anunciar especialidade em que não esteja habilitado.

g) Dar consultas, diagnósticos ou receitas pelos jornais, rádio, televisão ou correspondência, bem como divulgar ou permitir a publicação na imprensa leiga de observações clínicas, atestados e cartas de agradecimento.

j) Anunciar a prestação de serviços gratuitos ou a preços vis em consultórios particulares ou oferecê-los em tais condições a instituições cujos associados possam remunerá-los adequadamente.

m) Divulgar processos de tratamento ou descobertas cujo valor não esteja expressamente reconhecido pelos organismos profissionais.

n) Praticar quaisquer atos de concorrência desleal aos colegas.

1984
Publicidade e publicação de trabalhos científicos

Artigo 68 – Fazer publicidade em desacordo com a legislação vigente e com as normas do Conselho Federal de Medicina.

Artigo 69 – Anunciar títulos científicos que não possa comprovar ou especialidades nas quais não esteja inscrito no registro de qualificação de especialista do Conselho Federal de Medicina.

Artigo 70 – Apresentar ao público leigo técnicas e métodos científicos que devam limitar-se ao ambiente médico.

Artigo 71 – Divulgar informações sobre assuntos médicos que possam causar intranquilidade ou sensacionalismo.

Artigo 72 – Participar como médico de anúncios de empresas comerciais de qualquer natureza.

Artigo 73 – Utilizar agenciadores para angariar serviços ou clientela.

Artigo 74 – Anunciar a cura de doenças, o emprego de métodos infalíveis ou secretos de tratamento e, ainda que veladamente, a prática de intervenções ilícitas.

Artigo 75 – Dar consulta, diagnóstico ou receita por qualquer meio de comunicação e divulgar ou permitir a publicação de observações clínicas na imprensa leiga.

Artigo 76 – Criticar, no meio leigo, trabalhos científicos apresentados ou publicados por colegas.

Artigo 79 – Deturpar dados estatísticos.

1988
Capítulo XIII – Publicidade e trabalhos científicos

É vedado ao médico:

Artigo 131 – Permitir que sua participação na divulgação de assuntos médicos, em qualquer veículo de comunicação de massa, deixe de ter caráter exclusivamente de esclarecimento e de educação da coletividade.

Artigo 132 – Divulgar informação sobre o assunto médico de forma sensacionalista, promocional ou de conteúdo inverídico.

Artigo 133 – Divulgar, fora do meio científico, processo de tratamento ou descoberta cujo valor ainda não esteja expressamente reconhecido por órgão competente.

Artigo 134 – Dar consulta, diagnóstico ou prescrição por intermédio de qualquer veículo de comunicação de massa.

Artigo 135 – Anunciar títulos científicos que não possa comprovar ou especialidade para a qual não esteja qualificado.

Artigo 136 – Participar de anúncios de empresas comerciais de qualquer natureza, valendo-se de sua profissão.

Artigo 140 – Falsear dados estatísticos ou deturpar sua interpretação científica.

2010
Capítulo XIII – Publicidade médica

É vedado ao médico:

Artigo 111 – Permitir que sua participação na divulgação de assuntos médicos, em qualquer meio de comunicação de massa, deixe de ter caráter exclusivamente de esclarecimento e de educação da sociedade.

Artigo 112 – Divulgar informação sobre assunto médico de forma sensacionalista, promocional ou de conteúdo inverídico.

Artigo 113 – Divulgar, fora do meio científico, processo de tratamento ou descoberta cujo valor ainda não esteja expressamente reconhecido cientificamente por órgão competente.

Artigo 114 – Consultar, diagnosticar ou prescrever por qualquer meio de comunicação de massa.

Artigo 115 – Anunciar títulos científicos que não possa comprovar e especialidade ou área de atuação para a qual não esteja qualificado e registrado no Conselho Regional de Medicina.

Artigo 116 – Participar de anúncios de empresas comerciais qualquer que seja sua natureza, valendo-se de sua profissão.

Artigo 118 – Deixar de incluir, em anúncios profissionais de qualquer ordem, o seu número de inscrição no Conselho Regional de Medicina.

Parágrafo único. Nos anúncios de estabelecimentos de saúde devem constar o nome e o número de registro, no Conselho Regional de Medicina, do diretor técnico[16].

Podemos observar que ao longo do tempo as determinações do Código de Ética Médica quanto à divulgação de serviços médicos sofreram poucas alterações, norteadas basicamente pela evolução dos meios de comunicação. O que surge, de fato, como novo no código em vigor desde 2010 é a determinação da inclusão do número de registro junto ao CRM na publicidade médica. Além do Código de Ética, a divulgação de serviços médicos no Brasil, ao longo da história, tem sido subordinada a leis federais e estaduais e a resoluções do CFM.

---

[16] Extraído do site <www.portalmedico.org.br/novocodigo/comofoielaborado.asp>, acessado em 15 de novembro de 2011 1914.

7.2. Legislação federal brasileira

• Decreto 20.931, de 11 de janeiro de 1932: regula e fiscaliza o exercício da Medicina, da Odontologia, da Medicina Veterinária e das profissões de farmacêutico, parteira e enfermeira no Brasil e estabelece penas.

• Decreto-lei 4.113, de 14 de fevereiro de 1942: regula a propaganda de médicos, cirurgiões-dentistas, parteiras, massagistas e enfermeiros, de casas de saúde e de estabelecimentos congêneres, e a de preparados farmacêuticos.

• Lei 6.360, de 23 de setembro de 1976: dispõe sobre a vigilância sanitária a que ficam sujeitos os medicamentos, as drogas, os insumos farmacêuticos e correlatos, cosméticos, saneantes e outros produtos, e dá outras providências.

• Lei 8.078, de 11 de setembro de 1990 (Código de Defesa do Consumidor): dispõe sobre a proteção do consumidor e dá outras providências.

• Decreto 2.018, de 1º de outubro de 1996: regulamenta a lei 9.294, de 15 de julho de 1996, que dispõe sobre as restrições ao uso e a propaganda de produtos fumígenos, bebidas alcoólicas, medicamentos, terapias e defensivos agrícolas, nos termos do parágrafo 4 do artigo 220 da Constituição.

Saiba mais

> O Código de Defesa do Consumidor (lei 8.078, de 11 de setembro de 1990) criou um sistema de normas protetoras dos consumidores em matéria de prestação de serviços. O artigo 14 dispõe que, via de regra, o fornecedor de serviços responde, independentemente da existência de culpa, pela reparação dos danos causados aos consumidores por defeitos relativos à prestação dos serviços, bem como por informações insuficientes ou inadequadas sobre sua fruição e riscos. Portanto, considera-se defeituoso um serviço quando não oferece a segurança que o consumidor espera ou quando o prestador do serviço não fornece ao consumidor informações suficientes, claras e adequadas.

A resolução 1.974/11 do CFM estabelece os critérios norteadores da propaganda em Medicina, conceituando os anúncios, a divulgação de assuntos médicos, o sensacionalismo, a autopromoção e as proibições referentes à matéria. Foi justificada pela necessidade de uniformizar e atualizar os procedimentos para a divulgação de assuntos médicos em todo o território nacional e solucionar os problemas que envolvem a divulgação de assuntos médicos, com vistas ao esclarecimento da opinião pública.

A resolução conceitua anúncio, publicidade ou propaganda a comunicação ao público como qualquer meio de divulgação de atividade profissional de iniciativa, participação e/ou anuência do médico. Determina também que todos os anúncios médicos deverão conter obrigatoriamente:

- Nome do profissional.
- Especialidade e/ou área de atuação (apenas se a mesma estiver registrada no CRM).
- Número da inscrição no CRM.
- Número de registro de qualificação de especialista (RQE), se o médico tiver seu título de especialista registrado junto ao CRM.

Se o anúncio for de um estabelecimento de serviços médicos particulares, a propaganda ou a publicidade deve cumprir os seguintes requisitos gerais, sem prejuízo do que, particularmente, se estabeleça para determinadas situações, sendo exigido constar as seguintes informações em todas as peças publicitárias e papelaria produzidas pelo estabelecimento:

- Nome completo do médico no cargo de diretor técnico-médico.
- Registro do profissional junto ao CRM, contemplando a numeração e o estado relativo.
- Nome do cargo para o qual o médico está oficialmente investido.
- Número de registro de qualificação de especialista (RQE), se o for.

Entenda melhor o assunto

Quem pode fazer o Registro de Qualificação de Especialista (RQE)? O médico que se enquadre em uma das seguintes situações:
- Obteve o título de especialista por meio da prova da sociedade ou da AMB.
- Concluiu um programa de residência médica, credenciado pelo MEC.
- Se enquadre no que é estabelecido na resolução 1.960 do CFM, de 2010, que considera que até abril de 1989 as condições previstas para o registro do título de especialista eram diversas das atuais e que um grande quantitativo de médicos não registrou na época as suas especialidades. As condições previstas são: (1) especialização médica ou pós-graduação concluída até 15 de abril de 1989 (é preciso ter o certificado de conclusão); (2) exercício da especialidade até 31 de dezembro de 1982 (é preciso apresentar uma declaração do local de trabalho, com firma reconhecida do diretor da unidade e comprovante de atuação na especialidade por um período de dez anos anterior a 15 de abril 1989); (3) concurso público (é preciso ter comprovante de atuação na especialidade por um período de dez anos anterior a 15 de abril de 1989); (4) Medicina do Trabalho anterior a 15 de abril de 1989 (é preciso ter o certificado de conclusão); médico do Trabalho (é preciso ter certificado com histórico escolar do curso de pós-graduação, registro no Ministério do Trabalho ou declaração se pretender atender aos requisitos da resolução 1.960/2010).

7.2.1 - Proibições impostas à divulgação de serviços médicos pela resolução 1.974/11

• Anunciar, quando não especialista, que trata de sistemas orgânicos, órgãos ou doenças específicas, já que isso pode induzir leigos a entender que se trata de divulgação de uma especialidade.

• Anunciar aparelhagem de forma a lhe atribuir capacidade privilegiada.

• Participar de anúncios de empresas ou produtos ligados à Medicina.

• Permitir que seu nome seja incluído em propaganda enganosa de qualquer natureza

• Permitir que seu nome circule em qualquer mídia, inclusive na internet, em matérias desprovidas de rigor científico.

• Fazer propaganda de método ou técnica não aceito pela comunidade científica

• Expor a figura de seu paciente como forma de divulgar técnica, método ou resultado de tratamento, ainda que com autorização expressa do mesmo, ressalvado o disposto no artigo 10 da resolução.

• Anunciar a utilização de técnicas exclusivas

• Oferecer seus serviços por meio de consórcio e similares.

• Oferecer consultoria a pacientes e familiares como substituição da consulta médica presencial.

• Garantir, prometer ou insinuar bons resultados do tratamento.

• Anunciar a detenção de certificado de pós-graduação para a capacitação pedagógica em especialidades médicas e suas áreas de atuação, exceto quando estiver relacionado à especialidade e à área de atuação registrada no Conselho de Medicina.

a) Sinalizações externas, fachadas, painéis de portarias de prédios e letreiros

Nas placas internas ou externas, as indicações deverão se limitar ao previsto no artigo 2º e em seu parágrafo único.

b) Imprecisões e deturpações em matérias jornalísticas

Caso o médico não concorde com o teor das declarações a ele atribuídas em matéria jornalística e as mesmas firam o que é determinado na resolução 1.974/11, deverá encaminhar ofício solicitando a retificação ao veículo que divulgou a matéria e ao CRM. Embora essa medida não impeça futuras apurações de responsabilidade, ela demonstra que o profissional não concordou com as afirmações que lhe foram impostas (resolução 1.974/11, artigo 7º).

c) Autopromoção e sensacionalismo

O artigo 8º da resolução 1.974/11 determina que o médico pode utilizar qualquer meio de divulgação leiga para prestar informações, dar entrevistas e publicar artigos versando sobre assuntos médicos de fins estritamente educativos, mas o artigo 9º salienta que por ocasião das entrevistas, comunicações, publicações de artigos e informações ao público, o médico deve evitar sua autopromoção e sensacionalismo, preservando sempre o decoro da profissão, entendendo-se por autopromoção a intenção de angariar clientela, fazer concorrência desleal, pleitear exclusividade de métodos diagnósticos e terapêuticos, auferir lucros de qualquer espécie e permitir a divulgação de endereço e de telefone de consultório, clínica ou serviço.

Outra questão importante quanto à autopromoção vai diretamente contra uma prática que virou moda na última década: concursos e votações com o objetivo de escolher o "médico destaque", o "melhor médico" etc. A resolução estabelece que nenhum médico pode permitir a inclusão de seu nome nessas votações, entendidas como formas de propaganda que induzem leigos a crer que a "fama" do profissional é um critério de escolha.

O artigo 9º determina ainda que é considerado sensacionalismo a divulgação publicitária, mesmo de procedimentos consagrados, feita de maneira exagerada e fugindo de conceitos técnicos, para individualizar e priorizar sua atuação ou a instituição onde atua ou tem interesse pessoal; a utilização da mídia, pelo médico, para divulgar métodos e meios que não tenham reconhecimento científico; a adulteração de dados estatísticos visando a beneficiar-se individualmente ou à instituição que representa, integra ou o financia; a apresentação, em público, de técnicas e métodos científicos que devem limitar-se ao ambiente médico; a veiculação pública de informações que possam causar intranquilidade, pânico ou medo à sociedade; o uso, de forma abusiva, enganosa ou sedutora de representações visuais e informações que possam induzir a promessas de resultados.

d) Sites médicos

Os sites para assuntos médicos deverão obedecer à lei, às resoluções normativas e ao Manual da Codame.

e) Divulgação de serviços médicos oferecidos pelo Sistema Único de Saúde (SUS)

A propaganda ou a publicidade médica deve cumprir os seguintes requisitos gerais, sem prejuízo do que, particularmente, se estabeleça para determinadas situações, sendo exigido constar as seguintes informações em todas as peças publicitárias e papelaria produzidas pelo estabelecimento:

- Nome completo do médico no cargo de diretor técnico-médico da unidade mencionada.
- Registro do médico junto ao CRM, contemplando a numeração e o estado relativo.
- Nome do cargo para o qual o médico está oficialmente investido.
- O número de registro de qualificação de especialista (RQE), se o for.

O anexo I da resolução 1.974/11 estabelece critérios muito específicos sobre a forma, o tamanho e a posição que devem ser usadas para as informações obrigatórias. Busquei sintetizar tais especificações, dividindo-as por tipo de meio de veiculação ou peça, para facilitar a consulta. O CFM publicou uma cartilha que orienta e oferece exemplos do que está de acordo com a resolução. A cartilha está disponível em seu portal: <http://portal.cfm.org.br/publicidademedica/arquivos/cfm1974_11.pdf>.

Anúncios veiculados pela mídia impressa (jornais, revistas, boletins etc.), peças publicitárias (cartazes, *folders*, postais, folhetos, panfletos, *outdoors, busdoors, frontlights, backlights*, totens, banners etc.) e peças de mobiliário urbano (letreiros, placas, instalações etc.)

Devem ser inseridos os dados de identificação do médico (se consultório particular) ou do diretor técnico-médico (se estabelecimento/serviço de saúde) de forma a causar o mesmo impacto visual que as demais informações presentes na peça publicitária. A inserção de tais informações deve seguir os seguintes critérios: Os dados de identificação do médico ou do diretor técnico-médico devem estar ao lado da logomarca e das informações de identificação do estabelecimento/serviço de saúde (endereço, telefone etc.) e serem apresentados em sentido de leitura da esquerda para a direita, sobre fundo neutro, inseridos em retângulo de fundo branco, emoldurado por filete interno, em letras de cor que permitam contraste para leitura. As letras utilizadas nesses dados têm um tamanho mínimo estabelecido. Na verdade, uma proporção: no mínimo, 35% do tamanho do maior corpo empregado na peça. Para que se tenha ideia do que isso significa, observe as duas palavras abaixo. A segunda está 65% menor do que a primeira, ou seja, em uma peça de divulgação onde o título esteja com o mesmo tamanho (corpo) da primeira palavra ("propaganda"), os dados do médico ou do diretor técnico (no caso de clínica ou hospital) devem ser inseridos no tamanho da segunda palavra de nosso exemplo ("médica"):

Propaganda Médica

Material impresso de caráter institucional (receituários, formulários, guias etc.)

Em material impresso, de caráter institucional, os dados de identificação do diretor técnico-médico (se estabelecimento/serviço de saúde) devem constar em local de destaque na peça (ao lado ou abaixo da logomarca e das informações de identificação do estabelecimento/serviço de saúde) e serem apresentados em sentido de leitura da esquerda para a direita, sobre fundo neutro, inseridos em retângulo de fundo branco, emoldurado por filete interno, em letras de cor que permitam contraste para leitura. As letras utilizadas nesses dados têm um tamanho mínimo estabelecido. Na verdade, uma proporção: no mínimo, 35% do tamanho do maior corpo empregado na peça.

No caso dos estabelecimentos/serviços de saúde, a inclusão dos dados do diretor técnico-médico não elimina a necessidade de citar em campo específico o nome e o CRM do médico responsável pelo atendimento direto do paciente. Tal inclusão deve ocupar espaço de destaque no formulário e também observar critérios de visibilidade e legibilidade. Os dados não necessariamente precisam estar impressos, mas podem ser disponíveis por meio de carimbos. Para que outros elementos não se confundam com os dados de identificação do médico, os mesmos devem ser mantidos em uma área, dentro da peça, que permita sua correta leitura e percepção. Deve-se observar o campo de proteção e reserva.

Publicidade e propaganda em TV, rádio e internet

Os anúncios veiculados por emissoras de rádio, TV e internet devem conter os mesmos dados sobre o médico ou o serviço que saúde que precisam ser inseridos nas peças de divulgação impressa, só que, nas peças para mídias eletrônicas (TV, rádio e cinema), a menção aos dados de identificação do médico/diretor técnico-médico deve ser contextualizada na peça publicitária, de maneira que seja pronunciada pelo personagem/locutor principal e, quando veiculada no rádio ou na televisão, proferida pelo mesmo personagem/locutor. Após o término da mensagem publicitária, a identificação dos dados médicos deve ser exibida em cartela única, com fundo azul, em letras brancas, de forma a permitir a perfeita legibilidade e visibilidade, permanecendo imóvel no vídeo. O anexo I da resolução 1.974/11 do CFM traz detalhes sobre a formatação que deve ser seguida nessa cartela de informações.

Nas peças exibidas pela internet, os dados do médico ou do diretor técnico-médico devem ser exibidos permanentemente e de forma visível, inseridos em retângulo de fundo branco, emoldurado por filete interno, em letras de cor preta, respeitando a proporção de dois décimos do total do espaço da propaganda.

Confira se seu anúncio obedece às determinações da resolução 1.974/11 do CFM

- O anúncio contém o *box* próximo à logomarca com as informações regulamentares (nome do responsável técnico, número de registro no CRM, número do RQE, caso a especialidade esteja registrada junto ao CRM)?
- Essas informações foram colocadas nas proporções previstas na resolução?
- O médico anunciado como detentor de uma especialidade tem como comprovar a mesma (RQE)?

• O texto do anúncio sugere, de alguma forma, que a clínica seja a única
capaz de oferecer um determinado tipo de tratamento?
• Existe, mesmo que implicitamente, uma promessa de resultado com
o tratamento?
• São usadas imagens de pacientes?

*Relação dos médicos com a imprensa (programas de TV e rádio, jornais, revistas), no uso das
redes sociais e na participação em eventos (congressos, conferências, fóruns, seminários etc.)*

Sabemos que a participação do médico em qualquer meio de comunicação de massa atrai
atenção para seu nome e trabalho, mas a resolução 1.974/11 busca coibir exageros e para isso
reafirma questões pontuadas no Código de Ética Médica sobre o caráter dessas participações.

A participação do médico em programas de TV, rádio e internet, bem como a concessão
de entrevistas, deve se pautar exclusivamente no esclarecimento e na educação da sociedade,
sempre assegurando a divulgação de conteúdo cientificamente comprovado, válido, pertinente
e de interesse público. Nessas participações, o médico não deve estimular o sensacionalismo,
nem aproveitar a oportunidade para fazer autopromoção ou a promoção de outro(s), pois essa
atitude é considerada atitude passível de punição pelo Conselho Regional de Medicina.

A resolução 1.974/11 também determina que, ao conceder entrevistas, repassar informações à sociedade ou participar de eventos públicos, o médico deve anunciar de imediato
possíveis conflitos de interesse que, porventura, possam comprometer o entendimento de
suas colocações. É vedado ao médico, na relação com a imprensa, na participação em eventos
e no uso das redes sociais:

• Divulgar endereço e telefone de consultório, clínica ou serviço.
• Realizar divulgação publicitária, mesmo de procedimentos consagrados, de ma-
neira exagerada e fugindo de conceitos técnicos, para individualizar e priorizar sua
atuação ou a instituição onde atua ou tem interesse pessoal.
• Divulgar especialidade ou área de atuação não reconhecida pelo CFM ou pela
Comissão Mista de Especialidades.
• Anunciar títulos científicos que não possa comprovar e especialidade ou área de
atuação para a qual não esteja qualificado e registrado no CRM.
• Anunciar, quando não especialista, que trata de sistemas orgânicos, órgãos ou
doenças específicas, com indução à confusão com divulgação de especialidade.
• Utilizar sua profissão e o reconhecimento ético, humano, técnico, político e cien-
tífico que essa lhe traz para participar de anúncios institucionais ou empresariais,
salvo quando essa participação for de interesse público.
• Adulterar dados estatísticos visando a beneficiar-se individualmente ou à instituição que representa, integra ou o financia.
• Veicular publicamente informações que causem intranquilidade à sociedade,

mesmo que comprovadas cientificamente. Nesses casos, deve protocolar em caráter de urgência o motivo de sua preocupação às autoridades competentes e aos conselhos Federal ou Regional de Medicina de seu estado para os devidos encaminhamentos.

• Divulgar, fora do meio científico, processo de tratamento ou descoberta cujo valor ainda não esteja expressamente reconhecido cientificamente por órgão competente.

• Garantir, prometer ou insinuar bons resultados de tratamento sem comprovação científica.

• Anunciar aparelhagem ou utilização de técnicas exclusivas como forma de se atribuir capacidade privilegiada.

• Consultar, diagnosticar ou prescrever por qualquer meio de comunicação de massa ou a distância.

• Expor a figura de paciente como forma de divulgar técnica, método ou resultado de tratamento.

• Realizar e/ou participar de demonstrações técnicas de procedimentos, tratamentos e equipamentos de forma a valorizar domínio do seu uso ou estimular a procura por determinado serviço, em qualquer meio de divulgação, inclusive em entrevistas. As demonstrações e orientações devem acontecer apenas a título de exemplo de medidas de prevenção em saúde ou de promoção de hábitos saudáveis, com o intuito de esclarecimento do cidadão e de utilidade pública.

• Ofertar serviços por meio de consórcios ou similares, bem como de formas de pagamento ou de uso de cartões ou cupons de desconto.

f) Proibições gerais

Na propaganda ou publicidade de serviços médicos e na exposição na imprensa, o médico não pode:

• Usar expressões tais como "o melhor", "o mais eficiente", "o único capacitado", "resultado garantido" ou outras com o mesmo sentido.

• Sugerir que o serviço médico ou o médico citado é o único capaz de proporcionar o tratamento para o problema de saúde.

• Assegurar ao paciente ou a seus familiares a garantia de resultados.

• Apresentar nome, imagem e/ou voz de pessoa reconhecida como uma celebridade, afirmando ou sugerindo que utiliza os serviços do médico ou do estabelecimento de saúde ou recomendando seu uso.

• Sugerir diagnósticos ou tratamentos de forma genérica, sem realizar consulta clínica.

• Relacionar, mesmo que de forma indireta, a realização de consulta ou de tratamento à melhora do desempenho físico, intelectual, emocional, sexual ou à beleza de uma pessoa.

• Apresentar de forma abusiva, enganosa ou assustadora representações visuais de alterações do corpo humano causadas por doenças ou lesões.

• Utilizar de forma abusiva, enganosa ou sedutora representações visuais de alterações do corpo humano causadas por supostos tratamento ou submissão a tratamento

• Incluir mensagens, símbolos e imagens de qualquer natureza dirigidas a crianças ou adolescentes, conforme classificação do Estatuto da Criança e do Adolescente.

• Fazer uso de peças de propaganda e/ou publicidade médica nas quais se apresentem designações, símbolos, figuras, desenhos, imagens, *slogans* e quaisquer argumentos que sugiram garantia de resultados e percepção de êxito ou sucesso pessoal do paciente atreladas ao uso dos serviços de determinado médico ou unidade de saúde.

• Fazer afirmações e citações ou exibir tabelas e ilustrações relacionadas a informações científicas que não tenham sido extraídas ou baseadas em estudos clínicos, veiculados em publicações científicas.

• Adotar gráficos, tabelas e ilustrações que não sejam verdadeiros, exatos, completos e não tendenciosos, e apresentá-los de forma a possibilitar confusão ou induzir ao autodiagnóstico ou à autoprescrição.

• Anunciar especialidades para as quais não possui título certificado ou informar posse de equipamentos, conhecimentos, técnicas ou procedimentos terapêuticos que induzam à percepção de diferenciação.

• Divulgar preços de procedimentos, modalidades aceitas de pagamento/parcelamento ou eventuais concessões de descontos como forma de estabelecer diferencial na qualidade dos serviços.

• Deixar de declarar possível conflito de interesse ao se apresentar como palestrante/ expositor em quaisquer eventos (simpósios, congressos, reuniões, conferências e assemelhados, públicos ou privados), sendo obrigatório explicitar o recebimento de patrocínios/subvenções de empresas ou governos, sejam parciais ou totais.

• Deixar de informar potencial conflito de interesses aos organizadores dos congressos, com a devida indicação na programação oficial do evento e no início de sua palestra, bem como nos anais, quando estes existirem, no caso de médicos palestrantes de qualquer sessão científica que estabeleçam relações com laboratórios farmacêuticos ou tenham qualquer outro interesse financeiro ou comercial.

• Participar de campanha social sem ter como único objetivo informar ações de responsabilidade social do profissional ou do estabelecimento de saúde, não podendo haver menção a especialidades ou outras características próprias dos serviços pelos quais são conhecidos.

• Fazer referência a ações ou campanhas de responsabilidade sociais às quais estão vinculados ou são apoiadores em peças de propaganda ou publicidade de médicos ou estabelecimentos de saúde.

7.2.2 – Comissão de Divulgação de Assuntos Médicos (Codame)

De acordo com o artigo 14 da resolução 1.974/11, os Conselhos Regionais de Medicina manterão uma Comissão de Divulgação de Assuntos Médicos (Codame) composta, minimamente, por três membros. Essa comissão tem como finalidade:

• Responder a consultas ao CFM a respeito de publicidade de assuntos médicos.

• Convocar os médicos e os responsáveis por pessoas jurídicas para esclarecimentos quando tomar conhecimento de descumprimento das normas éticas regulamentadoras, devendo orientar a imediata suspensão do anúncio.

• Propor instauração de sindicância nos casos de inequívoco potencial de infração ao Código de Ética Médica.

• Rastrear anúncios divulgados em qualquer mídia, inclusive na internet, adotando as medidas cabíveis sempre que houver desobediência a essa resolução.

• Providenciar para que a matéria relativa a assunto médico, divulgado pela imprensa leiga, não ultrapasse, em sua tramitação na comissão, o prazo de 60 dias.

a) Manual da Codame

Para dirimir dúvidas quanto ao que pode ser empregado na divulgação dos serviços médicos, o CFM, por meio da Codame, publicou o *Manual de Publicidade Médica* (disponível em <http://portal.cfm.org.br/publicidademedica/arquivos/cfm1974_11.pdf>. No documento, são listadas 32 perguntas e respostas – muitas delas encaminhadas por médicos à entidade e objetos de pareceres – que reproduzo aqui.

Perguntas e respostas

1. O que o CFM entende por anúncio?

O primeiro artigo da resolução define anúncio, publicidade ou propaganda como "a comunicação ao público, por qualquer meio de divulgação, de atividade profissional de iniciativa, participação ou anuência do médico". A resolução alcança, portanto, atestados, avisos, declarações, boletins, fichas, formulários, receituários etc.

2. Posso anunciar minha especialidade?

Sim. O médico pode anunciar os títulos de especialista que registrar no CRM local. Ressalte-se, porém, que o decreto-lei 4.113/42 o proíbe de fazer referência a mais de duas especialidades. Assim, o profissional deve anunciar, no máximo, duas especialidades, mesmo que possua número maior.

3. O que é RQE?

RQE significa "registro de qualificação de especialista". Você o obtém ao registrar seu título de especialista em um CRM.

4. Posso anunciar que sou membro de uma sociedade?

É possível se apresentar como membro de sociedades que tenham relação com sua especialidade.

5. Posso anunciar minha área de atuação?
Sim. Você pode anunciar a área de atuação registrada no CRM.

6. Sou cardiologista e fiz um mestrado em Psiquiatria. Posso fazer referência a esse título no material de meu consultório de Cardiologia, nos cartões de visita e em outras peças de publicidade e papelaria?
Não. A resolução o impede de associar títulos acadêmicos a sua especialidade médica quando não são da mesma área. O CFM entende que o anúncio desse título confunde o paciente. Esse tipo de anúncio induz o paciente a crer, por exemplo, que o mestrado torna o profissional um psiquiatra ou cardiologista mais habilitado, o que não é verdade. De qualquer modo, você pode anunciar todos os títulos que possui relacionados a sua especialidade. Eles só precisam ser previamente registrados no CRM local.

7. Fiz pós-graduação lato sensu em área que não é considerada especialidade médica pelo CFM. Posso anunciá-la?
Não. Por terem potencial para confundir o paciente, esses títulos não devem ser anunciados.

8. Tenho pós-graduação em Geriatria, mas não possuo o título de especialista. Posso inserir a palavra Geriatria em meu carimbo?
Não. Para se apresentar como geriatra ou profissional de Geriatria é preciso ter o título de especialista em Geriatria, adquirido por meio do programa de residência médica ou por avaliação de sociedade de especialidade reconhecida pelo CFM. O paciente deve ter absoluta clareza sobre a formação do médico que o atende.

9. Sou psiquiatra. A Medicina do Sono é uma área de atuação da Psiquiatria. Não tenho título de sociedade relacionado a essa área, mas fiz pós-graduação lato sensu nesse campo. Posso anunciá-la, já que essa área do conhecimento tem relação com a minha especialidade?
Não. Para anunciar-se como profissional de determinada área de atuação, faz-se necessário ter título adquirido por meio do programa de residência médica ou por avaliação de sociedade de especialidade reconhecida pelo CFM. Adicionalmente, esse título deve ser registrado no CRM local.

10. Na localidade onde atuo haveria melhor comunicação com os pacientes se eu pudesse dizer que sou especialista em coração, por exemplo, em vez de simplesmente dizer que sou cardiologista. Isso é possível?
Sim. Se você é especialista, pode anunciar que cuida dos sistemas, órgãos e doenças relacionados a sua especialidade.

11. Os treinamentos que realizei, mas que não resultaram em título acadêmico, relacionados com minha especialidade, podem ser anunciados?

Sim. Antes de anunciá-los, no entanto, você deve registrá-los no CRM local.

12. Nos cartões de visita posso fazer referência ao endereço na internet do currículo que mantenho em plataformas científicas?

Sim. Os títulos indicados no currículo devem ser registrados no CRM local.

13. A clínica pode distribuir um catálogo no qual apresenta seu corpo clínico e o currículo de cada profissional?

Em um material desse tipo, devem ser apresentadas apenas as informações relacionadas à especialidade de cada profissional. Títulos acadêmicos não relacionados à especialidade do médico podem confundir os pacientes quanto ao campo de atuação do profissional que o atenderá, portanto, não devem ser divulgados.

14. Para resguardar a privacidade, alguns pacientes que eu não indique minha especialidade nos atestados médicos. Há alguma restrição quanto a isso?

Não. Não há qualquer problema em apresentar-se apenas como médico.

15. É permitido utilizar fotos de pacientes para demonstrar o resultado de tratamentos ou para algum outro fim promocional?

Não. O uso da imagem de pacientes é expressamente proibido, mesmo com autorização do paciente.

16. Vou apresentar um artigo em um congresso. Gostaria de usar fotos. A resolução permite?

Quando imprescindível, o uso da imagem em trabalhos e eventos científicos é permitido, desde que autorizado previamente pelo paciente.

17. Existe alguma orientação técnica sobre como a resolução deve ser aplicada?

Sim. O anexo I da resolução estabelece critérios que permitem o perfeito cumprimento das regras. Há orientações, por exemplo, sobre cores, tipos e tamanhos de letras e especificações para rádio e/ou televisão.

18. A partir da resolução, deverei ajustar o material do consultório ou da clínica?

Documentos médicos devem conter o nome do profissional, a especialidade e/ou área de atuação registrada no CRM (quando for o caso), bem como o número de inscrição no CRM local e o número de registro de qualificação de especialista (RQE, quando for o caso). Pessoas jurídicas devem apresentar em seus documentos o nome e o número de registro em CRM do diretor técnico-médico da instituição. Se atualmente alguma dessas informações não pode ser encontrada no seu material, faz-se necessário incluí-la até 15 de fevereiro de 2012, data em que a resolução entra em vigor. As regras também valem para instituições vinculadas ao Sistema Único de Saúde (SUS). O CFM recomenda que todos os médicos leiam a resolução, cujos anexos trazem explicações, detalhamentos e exemplos. O documento está disponível em <www.cfm.org.br>.

19. Posso fazer referência, no material publicitário, aos aparelhos de que a clínica dispõe?

Sim. Não é permitido, entretanto, insinuar que o equipamento é a garantia de que determinado tratamento alcançará bom resultado ou que dê capacidade privilegiada à instituição ou ao profissional que o utiliza.

20. O material publicitário de empresas de abrangência nacional pode indicar um único diretor técnico, que se responsabilizaria por todo o país?

É necessário que em cada unidade da federação onde a empresa está representada haja um diretor técnico responsável, inscrito no CRM local – ressalte-se que os dados desse diretor devem ser indicados em todos os anúncios veiculados em mídias de caráter local. Os anúncios veiculados em mídias de abrangência nacional devem indicar como responsável o diretor técnico nacional.

21. Posso contratar atores e outras pessoas célebres para atuar na publicidade dos meus serviços?

Sim, pessoas leigas em Medicina podem participar dos anúncios, desde que não afirmem ou sugiram que utilizam os serviços ou recomendem seu uso. A peça publicitária deve se limitar a apresentar o serviço do profissional ou o estabelecimento.

22. As regras alcançam os diretores técnicos de estabelecimentos de saúde?

Sim. O diretor técnico deve zelar pelo cumprimento da resolução na instituição que dirige, fazendo constar em todas as peças de comunicação e papelaria seu nome e número de registro no CRM local.

23. Minha clínica pode agendar consultas por meio de e-mail e outros mecanismos de comunicação?

Sim. As restrições quanto ao uso desses mecanismos se aplicam apenas à orientação médica. A administração de clínicas e consultórios pode se valer dessas ferramentas.

24. O bloco de notas de minha empresa deve ter o nome e o número de registro do diretor técnico no CRM? E a placa que mantenho no interior da clínica?

Todo e qualquer material que apresente o nome da empresa deve indicar o nome e número de registro do diretor técnico no CRM.

25. Em minha cidade, há um evento anual em que são homenageados os profissionais mais destacados no ano, inclusive médicos. Posso receber a homenagem?

Não. A resolução veda ao médico a participação em concursos ou eventos cuja finalidade seja escolher, por exemplo, o "médico do ano" ou o "melhor médico", ou conceder títulos de caráter promocional. As homenagens acadêmicas e aquelas oferecidas por entidades médicas e instituições públicas são permitidas. Dúvidas a esse respeito podem ser esclarecidas com a Codame do CRM local.

26. Trabalho em uma região que dispõe de poucos médicos. Eu poderia oferecer serviços a distância, prestando auxílio, por telefone, a pacientes que residem em municípios vizinhos?

Não. A resolução proíbe ao médico oferecer consultoria a pacientes e familiares em substituição à consulta médica presencial. O médico pode, porém, orientar por telefone pacientes que já conheça, aos quais já prestou atendimento presencial, para esclarecer dúvidas em relação a um medicamento prescrito, por exemplo.

27. Posso participar de anúncios que deem aval ao uso de determinados produtos?

Não. O médico não deve participar de ações publicitárias de empresas ou produtos ligados à Medicina. Essa proibição se estende a entidades sindicais e associativas médicas.

28. De tempos em tempos sou procurado pela imprensa para dar entrevistas sobre assuntos médicos. Há alguma restrição a esse respeito?

O médico pode conceder entrevistas ou colaborar com a mídia somente para oferecer esclarecimentos à sociedade. Essas colaborações não podem ser usadas para autopromoção, aferição de lucro ou para angariar clientela – não é permitido, por exemplo, nessas oportunidades, a divulgação de endereço ou telefone de consultório. Na internet, as redes sociais também não devem ser utilizadas para angariar clientela, de modo que divulgar o endereço ou o telefone por meio desses instrumentos não é uma atitude permitida.

29. Como devo me portar nas entrevistas?

O médico deve ter uma postura de esclarecimento, que exclua o sensacionalismo, a autopromoção, a concorrência desleal, a sugestão de que trabalha com técnicas exclusivas e a defesa de interpretações ou procedimentos que não tenham respaldo científico.

30. Na resolução, se lê que o médico não deve veicular informações que causem intranquilidade à sociedade. O que devo fazer se meus estudos me levam a crer que há razões para se chamar a atenção da sociedade para determinado problema de saúde pública (uma epidemia de doença grave e altamente contagiosa, por exemplo)?

Nesse caso, o médico deve transmitir às autoridades competentes e aos conselhos Regional e Federal de Medicina as razões de sua preocupação. Esse comunicado deve ser protocolado em caráter de urgência, para que sejam tomadas as devidas providências.

31. Tenho um blog. Posso disponibilizar informações sobre saúde por meio dele?
Sim. Não é permitido, porém, prestar consultoria por meio desta ferramenta.

32. Tenho dúvidas sobre a aplicação das regras. O que devo fazer?
Você deve contatar a Codame de seu CRM. Uma das atribuições dessa comissão é
responder consultas relacionadas à publicidade.

7.2.3 – Código Brasileiro de Autorregulamentação Publicitária (Conar)

A publicidade de serviços médicos não é regulamentada apenas pelo CFM. Toda a
atividade publicitária – de empresas de qualquer ramo de atividade – está sujeita ao controle
do Conselho Nacional de Autorregulamentação Publicitária (Conar) e a veiculação de mensagens publicitárias deve seguir as determinações do Conselho Executivo de Normas-Padrão
de Publicidade (Cenp).

O Conar é uma organização não governamental, fundada em 1980. Ele é constituído
por publicitários e profissionais de outras áreas e visa a promover a liberdade de expressão
publicitária e defender as prerrogativas constitucionais da propaganda comercial. Sua missão
inclui principalmente o atendimento a denúncias de consumidores, autoridades, associados
ou formuladas pelos integrantes da própria diretoria. As denúncias são julgadas pelo Conselho de Ética. Quando comprovada a procedência de uma denúncia, o Conar recomenda a
alteração ou a suspensão da veiculação do anúncio.

O Cenp foi criado em 1998 pela indústria da comunicação para normatizar as relações
comerciais entre veículos, agências de publicidade e empresas anunciantes. É formado por
dois donselhos: o Conselho Executivo e o Conselho de Ética, que é constituído por seis câ-
maras, que julgam processos relativos à quebra de práticas éticas e comerciais entre os agentes
da publicidade e recomendam as sansões cabíveis. Para saber mais sobre o Conar e o Cenp,
acesse os sites <www.conar.org.br> e <www.cenp.com.br>.

PARA CONHECER MAIS SOBRE PUBLICIDADE, PROPAGANDA E DIVULGAÇÃO

8.1. Sobre agências de propaganda e seu relacionamento com clientes

8.1.1 - Associação Brasileira de Agências de Publicidade (Abap) – www.abap.org.br

Fundada em 1º de agosto de 1949, a Associação Brasileira de Agências de Publicidade (Abap) defende e divulga os interesses de agências brasileiras associadas à indústria de comunicação. Está presente em todos os estados do país e é a maior organização do setor na América Latina. Suas associadas são responsáveis por 78% do investimento publicitário brasileiro em mídia, movimentando um universo de 3.200 profissionais e 4.100 clientes.

Entre as realizações da Abap estão a cofundação do Conselho de Autorregulação Publicitária (Conar), do Conselho Executivo das Normas-Padrão (Cenp), do Instituto Verificador de Circulação (IVC), do Fórum Permanente da Indústria da Comunicação (Forcom), do Fórum de Produção Publicitária e do Fórum do Audiovisual e do Cinema (FAC). Além disso, a Abap inspirou a lei 4.680/65, conhecida como a Lei da Propaganda, e foi responsável pela realização de quatro congressos brasileiros de Publicidade e do 5º Congresso da Indústria da Comunicação. A entidade também contribuiu de forma decisiva para a aprovação da lei 12.232, que regulamenta os critérios para licitações públicas.

A associação é *sister association* de duas importantes entidades: a Associação Americana de Agências de Publicidade (AAAA) e a Associação Europeia de Agências de Comunicação (Eaca). A Abap também faz parte da Confederação da Publicidade dos Países de Língua Portuguesa (CPPLP), sediada em Lisboa.

a) Guia da Abap para concorrências entre agências por uma conta

(disponível em <www.abapnacional.com.br/guiaparaconcorrencias/introducao.html>)

A seleção, escolha e manutenção de uma agência exercem papel fundamental no processo de promoção da empresa cliente e de suas marcas, para consolidar seu posicionamento no mercado e aumentar a sua lucratividade final.

Considerações essenciais

A Abap considera duas formas de seleção de uma agência:

1. Por pesquisa, visita e escolha de agência com base em seu histórico, perfil, estrutura, estabilidade de relacionamentos, referências e *cases* para os clientes que já possui.

2. Por processo de concorrência focado na necessidade específica do licitante, caso em que as agências têm que dedicar tempo e talento (sua matéria-prima e custo fundamental) para criar uma proposta de solução de um problema do licitante que ainda não é seu cliente. Essa forma é de alto custo para as agências e pouco eficaz para a empresa que foca em comprar uma campanha em vez de escolher um parceiro estratégico para o relacionamento.

O objetivo da Abap é estabelecer parâmetros regulatórios para o processo de concorrência e gerenciar a sua aplicação. A Abap, sendo uma associação, tem condições de atuar como *firewall* do sistema e do modelo de negócio do mercado de agências junto aos anunciantes, o que não é possível para uma agência individual. Ela deve ser envolvida na participação de suas associadas em concorrências, zelando pela qualidade, defesa e desenvolvimento da indústria, em benefício de todos os que dela participam, em particular agências e clientes.

Recomendações da Abap

Recomenda-se que o anunciante leve em consideração dez aspectos essenciais antes de iniciar o processo de seleção de uma agência:

1. Tenha certeza de que nada mais pode ser feito para restabelecer a saúde do atual relacionamento cliente-agência.

2. Assegure-se de que os principais executivos da empresa endossam a decisão e de que todos os que participarão do processo estejam claramente identificados.

3. Pense no tipo de concorrência que levará à melhor seleção. O processo tradicional é caro para ambas as partes, de modo que se devem estabelecer os *fees* para cobrir uma parte justa dos custos das agências e garantir uma abordagem profissional. Uma seleção de sucesso pode ser baseada na reputação da agência, na "química pessoal", nas credenciais e nas referências de outros clientes.

4. Examine as cláusulas do contrato com a sua agência atual, particularmente no que diz respeito ao aviso prévio, término de relação e à indenização por cancelamento do contrato.

5. Informe a sua agência atual que será realizado um processo de seleção, para evitar que ela tome conhecimento através de outra fonte.

6. Se a empresa tem departamentos jurídico e de compras, os setores de marketing e de comunicação corporativa devem envolver os seus integrantes desde o início, para garantir uma sinergia maior, e não apenas ao final, para discutir os termos do contrato.

7. Considere a conveniência de celebrar um acordo mútuo de confidencialidade e reserva de informações referentes a assuntos de direitos autorais e propriedade intelectual. Esse acordo deve incluir todo o material fornecido pela empresa para o trabalho das agências, bem como o produzido pelas agências para a apresentação. Para mais segurança das agências e do cliente, as peças apresentadas em *layout* deverão ser depositadas na Entidade Depositária da Associação Brasileira de Propaganda (ABP).

8. Verifique se a equipe envolvida no processo de avaliação tem conhecimento suficiente do setor das agências. Caso o cliente precise de ajuda, ele deverá recorrer à Abap nacional e às estaduais.

9. Estruture uma estratégia de comunicação sobre a escolha da nova agência que inclua um *press release* para lidar com a imprensa especializada e de negócios caso vazem notícias, em qualquer etapa do processo.

10. Obtenha consenso de todos os envolvidos no processo de seleção quanto aos requisitos que a nova agência terá de preencher. Não poupe tempo e trabalho para obter um acordo sobre verbas e para redigir um *briefing* sobre a posição atual e as necessidades futuras da marca ou da empresa quanto aos objetivos de marketing e de negócios (metas de vendas).

O processo

Constituído por dez fases, com a finalidade de otimizar a qualidade da resposta da(s) agência(s) e a probabilidade de criar a parceria ideal em longo prazo. Aplica-se a todo tipo de agência de comunicação.

(1) Colete e organize as informações necessárias

a. Prepare um *briefing* detalhado que inclua uma clara indicação da verba de marketing e de comunicação para a marca ou empresa.

b. Considere o tipo de agência de que precisa em termos de porte, localização, especialização, negócios conflitantes etc. O processo de seleção será mais eficaz e a decisão mais segura, caso o perfil das agências seja semelhante.

c. Direcione o credenciamento da agência diretamente junto à Abap e a outras entidades do setor.

d. Pesquise trabalhos realizados para outros clientes dentro da área de comunicação selecionada por você.

e. Converse com profissionais de outras empresas sobre as experiências deles com as agências.

f. Realize levantamento junto a guias de consulta, catálogos de agências, associações e publicações do setor e imprensa especializada, para obter informações adicionais sobre as agências de seu interesse.

g. Busque informações de credenciais das agências e converse com aquelas que atendam aos critérios de seu *briefing*. Fique atento ao risco de vazamento, pois ele pode gerar um grande número de ofertas não solicitadas e prejudicar o seu controle sobre o projeto do ponto de vista de relações públicas.

h. Analise todas as informações obtidas e compare-as com a sua *check list* de critérios.

i. Estabeleça um cronograma para o processo da concorrência e siga-o.

(2) Prepare um briefing apropriado para as respostas desejadas

a. O *briefing* deve esclarecer o tipo de resposta esperada: proposta estratégica, apenas ideias criativas, projeto experimental ou concorrência criativa completa.

b. Seja explícito sobre a natureza dos serviços que pretende utilizar.

c. Destaque as regras estabelecidas para a concorrência pela governança corporativa da sua empresa e indique as condições contratuais e a verba, para evitar mal-entendidos durante as negociações.

d. Esclareça os critérios pelos quais se julgarão as apresentações e informe o tempo destinado a elas. Se as apresentações forem feitas na empresa licitante, informe as instalações disponíveis, tamanho da sala, recursos e permita uma visita prévia das agências participantes.

(3) Convide, no máximo, quatro agências para a concorrência

a. Informe de maneira transparente para as concorrentes todas as agências participantes.

b. Não convide a agência atual para fazer uma apresentação se não tiver intenção de contratá-la.

c. Não caia na tentação de aumentar a lista de agências concorrentes.

d. Caso haja contrato de confidencialidade, sua assinatura deve ser feita nessa ocasião.

(4) Considere o tempo necessário para a resposta ao briefing

a. Destine tempo suficiente para as agências reunirem-se com você para discutir o *briefing*, fazer perguntas e estabelecer um bom relacionamento inicial. Não subestime o valor das reuniões informais.

b. Reserve tempo para o desenvolvimento de ideias construtivas entre o *briefing* e a apresentação. Tenha em mente que em um relacionamento contínuo uma proposta completa pode levar semanas ou meses para ser desenvolvida. Recomenda-se um prazo de quatro semanas para o desenvolvimento do trabalho de uma concorrência criativa completa. Outras abordagens podem levar menos tempo.

c. Recomenda-se que a campanha seja apresentada em um número limitado de peças e é recomendado também que não sejam solicitados trabalhos finalizados, principalmente de produção de filmes. Recomenda-se, ainda, apresentação em forma de *layouts*, roteiros e/ou *storyboards*. Somente as peças de internet poderão ser apresentadas de forma digital.

(5) Forneça dados de mercado, sua interpretação e esclarecimentos

a. Devem-se compartilhar, resguardada a confidencialidade, dados de mercado, pesquisas e permitir o acesso às pessoas da empresa licitante com as quais trabalhará, caso seja escolhida.

b. Assegure-se de que haja sempre alguém da empresa para responder às perguntas e atender aos pedidos da agência, para assegurar a consistência das informações.

c. As regras de acesso devem ser as mesmas para todas as agências competidoras.

(6) Comprometa-se com alguma contribuição financeira

a. Deve ser decidido o montante da contribuição financeira para a concorrência.

b. Anunciar, antecipadamente, uma contribuição financeira igual para todos os participantes demonstra o seu compromisso e motiva as agências, garantindo profissionalismo ao processo, embora não cubra todos os custos envolvidos na preparação da proposta.

(7) Entenda os papéis de todos os envolvidos de ambas as partes

a. Assegure-se de que todos os envolvidos tenham sido devidamente informados e de que estejam presentes em todas as etapas.

b. Informe os cargos e as funções das pessoas da empresa licitante que participarão da avaliação.

c. Estabeleça um critério objetivo de avaliação das apresentações.

d. Assegure-se de que as pessoas que farão o atendimento e o relacionamento futuro estejam presentes na apresentação.

(8) Cumpra todos os procedimentos comerciais necessários antes de fazer a nomeação final

a. Certifique-se de que os aspectos comerciais – contratos, remuneração, gestão do relacionamento – sejam discutidos antes da nomeação da agência. Assegure-se de que todas as condições sejam negociadas na fase certa e que todas as obrigações contratuais sejam formalmente assinadas. A Abap sempre recomenda que toda a remuneração das agências respeite as normas-padrão do Cenp.

b. Lembre-se que as entidades de classe oferecem modelos de contratos e procedimentos relevantes.

c. Caso a empresa licitante queira propor qualquer formato, condição ou detalhe de relação comercial não previsto pelas normas-padrão do Cenp, essas condições deverão ser informadas às agências participantes antes do início da concorrência e de forma clara, objetiva e oficial.

(9) Decida-se sobre a agência vencedora e informe rapidamente

a. Decida-se pela vencedora em no máximo uma semana após as apresentações, exceto no caso de ter sido acordada a realização de pesquisa para avaliar o trabalho criativo.

(10) Diretrizes fundamentais para a gestão do relacionamento

a. Após a concorrência, reúna-se com cada uma das agências não selecionadas e informe a sua avaliação.

b. As agências não selecionadas devem devolver todo o material e as informações que receberam para preparar a apresentação, da mesma forma que a empresa licitante deve devolver a elas a apresentação que fizeram.

c. Honre o contrato com a sua agência atual, principalmente em relação ao aviso prévio e pagamento de faturas pendentes.

d. Assegure-se de receber a colaboração da sua agência atual durante a transição e garanta a devolução de todos os materiais que pertençam à empresa de acordo com o contrato.

e. Assegure-se de que o contrato com a agência vencedora seja realmente negociado, acordado e assinado. Ele deverá ser seguido até a rescisão, inclusive.

f. Dê as boas-vindas à agência escolhida, para marcar o início de um relacionamento duradouro e rentável. Faça reuniões de apresentação, para criar familiaridade com as pessoas e também com os processos de trabalho.

g. Estabeleça objetivos realistas para cada marca ou para a comunicação corporativa. Crie um sistema de *key performance* indicators e comunique à direção da sua empresa.

h. Faça avaliações periódicas do relacionamento com a agência, para fortalecê-lo com esse processo de gestão ativa.

Investimento anual do cliente

A remuneração de participação é importante, uma vez que as agências estarão empregando nesta concorrência seus recursos mais preciosos (tempo e talento), sobrecarregando suas equipes e oferecendo ao anunciante soluções estratégicas de valor inestimável. A tabela de remuneração, abaixo, é para cada agência participante.

Verba anual de mídia do cliente	Tabela de remuneração
Até R$2,5 milhões	R$10 mil
De R$2,5 milhões até R$7,5 milhões	R$15 mil
De R$7,5 milhões até R$15 milhões	R$25 mil
De R$15 milhões até R$25 milhões	R$50 mil
Acima de R$25 milhões	R$75 mil

8.2. Entidades brasileiras na área de propaganda

• Associação Brasileira de Anunciantes (ABA), <www.aba.com.br>.
• Associação Brasileira das Agências de Publicidade – capítulos Bahia, Minas Gerais, Rio de Janeiro e Goiás (Abap-BA. Abap-MG, Abap-RJ e Abap-GO), respectivamente <www.abap-ba.com.br>, <www.abap-mg.com.br>, <www.abap-rio.com.br> e <www.abapgo.com.br>.
• Associação Brasileira de Mídia Digital Out Of Home (ABDOH), <www.abdoh.com.br>.
• Associação Brasileira de Empresas de Design (Abedesign), <www.abedesign.org.br>.
• Associação Brasileira de Marketing Direto (Abemd), <www.abemd.org.br>.
• Associação Brasileira das Empresas de Pesquisa (Abep), <www.abep.org>.
• Associação Brasileira de Emissoras de Rádio e Televisão (Abert), <www.abert.org.br>.
• Associação Brasileira da Indústria Gráfica (Abigraf), <www.abigraf.org.br>.
• Associação Brasileira da Indústria de Medicamentos Isentos de Prescrição (Abimip), <www.abimip.org.br>.
• Associação Brasileira da Indústria Têxtil e de Confecção (Abit), <www.abit.org.br>.
• Associação Brasileira de Marketing e Negócios (ABMN), <www.abmn.com.br>.
• Associação Brasileira de Marketing Rural e Agronegócios (ABMR&A), <www.abmr.com.br>.
• Associação Brasileira de Propaganda (ABP), <www.abp.com.br>.

• Associação Brasileira de Produtores Independentes de Televisão (ABPI-TV), <www.abpitv.com.br>.

• Associação Brasileira de Radiodifusores (Abra), <www.abra.inf.br>.

• Associação Brasileira das Agências de Comunicação (Abracom), <www.abracom.org.br>.

• Associação Brasileira das Indústrias de Formulários e Documentos de Gerenciamento (Abraform), <www.abraform.org.br>.

8.3. Entidades médicas na área de gestão

• Sociedade Brasileira de Administração em Oftalmologia (Sbao), <www.sbao.com.br>.

• Associação Brasileira de Medicina Preventiva e Administração em Saúde (Abrampas), <www.cqh.org.br>.

SUGESTÕES DE LEITURA

Se você quer saber mais sobre marketing, mídia, publicidade e propaganda, sugiro alguns livros e sites:

9.1. Livros

9.1.1 - Marketing

* *Administração de marketing*, de Philip Kotler – Editora Atlas.
* *Administração de marketing*, de Roberto Pessoa Madruga e outros – FGV Editora.
* *Descobrindo a essência do serviço*, de Leonard Berry – Editora Qualitymark.
* *Gestão de marketing*, de Miguel Lima e outros – FGV Editora.
* *Marketing 3.0*, de Philip Kotler – Editora Campus.
* *Marketing de serviços*, de Zethaml, Bitner e Gremler – Editora Bookman.
* *Marketing em organizações de saúde*, de Ricardo Franco Teixeira e outros – FGV Editora.
* *Marketing médico*, de Renato Gregório – Editora DOC.
* *Marketing para o século XXI*, de Philip Kotler – Editora Futura.
* *Marketing de A a Z*, de Philip Kotler – Editora Campus.
* *Planejamento estratégico de marketing*, de Helton Haddad Silva e outros – FGV Editora.
* *Posicionamento: a batalha pela sua mente*, de Al Ries e Jack Trout – M.Books.
* *Princípios de marketing*, de Philip Kotler – Editora LTC.

9.1.2 - Publicidade e propaganda

* *Propaganda de A a Z*, de Rafael Sampaio – Editora Campus.
* *Propaganda: teoria*, técnica e prática, de Armando Sant'Anna – Cengage Learning.
* *Como planejar e executar uma campanha de propaganda*, de Marcelo Abílio Publio – Editora Atlas.
* *Propaganda é isso aí*, de Zeca Martins – Editora Futura.

9.1.3 – Marketing digital e mídias sociais

- *Marketing de A a Z*, de Philip Kotler – Editora Campus.
- *Marketing de mídia social*, de Dave Evans – Altabooks.
- *Marketing interativo*, de Alexandre Las Casas – Editora Atlas.
- *Propaganda: teoria*, técnica e prática, de Armando Sant'Anna – Cengage Learning.

9.2 Sites

- Diagnóstico Web: <www.diagnosticoweb.com.br>.
- Editora DOC: <www.editoradoc.com.br>.
- Medical Economics: <www.medicaleconomics.com>.
- Compromisso com a Qualidade Hospitalar: <www.cqh.org.br>.
- Rede Interagencial de Informações para a Saúde: <www.ripsa.org.br>.
- Saúde S/A: <www.saudesa.com.br>.
- Saúde Web: <www.saudeweb.com.br>.
- Sociedade Brasileira de Administração em Oftalmologia: <www.sbao.com.br>.

DATAS COMEMORATIVAS

Capítulo 10

Datas comemorativas

Algumas datas comemorativas podem conter oportunidades muito interessantes de contato entre serviços de saúde e seus públicos (pacientes, potenciais pacientes, prescritores e formadores de opinião). Compilei uma relação com essas datas para você:

Dia	Janeiro
1º	Dia Mundial da Paz
	Dia da Confraternização Universal
2	Dia do Sanitarista
4	Dia do Hemofílico
6	Dia da Gratidão
19	Dia do Terapeuta Ocupacional
20	Dia do Farmacêutico
29	Dia do Jornalista

Dia	Fevereiro
27	Dia Nacional dos Idosos

Dia	Março
8	Dia Internacional da Mulher
21	Início do Outono
22	Dia Mundial da Água
24	Dia Mundial de Combate à Tuberculose
31	Dia da Saúde e da Nutrição

Dia	Abril
4	Dia Nacional do Parkinsoniano
5	Dia do Propagandista
7	Dia Mundial da Saúde
8	Dia Mundial de Combate ao Câncer
12	Dia do Obstetra
14	Dia do Técnico em Serviço de Saúde
16	Dia Mundial da Voz
24	Dia Internacional do Jovem
26	Dia Nacional da Prevenção e Combate à Hipertensão Arterial
28	Dia Internacional das Vítimas de Acidentes de Trabalho

Dia	Maio
-	Dia das Mães (festa móvel, sempre no segundo domingo do mês)
7	Dia do Oftalmologista
12	Dia Mundial do Enfermeiro / Dia da Enfermagem
13	Dia da Fraternidade Brasileira
15	Dia Internacional da Família
	Dia Nacional do Controle da Infecção Hospitalar
	Dia do Assistente Social
18	Dia Nacional de Combate ao Abuso e à Exploração Sexual de Crianças e Adolescentes
20	Dia Nacional do Medicamento Genérico
25	Dia do Massoterapeuta
26	Dia Nacional de Combate do Glaucoma
28	Dia Internacional de Luta pela Saúde da Mulher
	Dia Nacional de Redução da Mortalidade Materna
31	Dia Mundial sem Tabaco

Dia	Junho
2	Dia Mundial da Imunização
4	Dia Internacional das Crianças Vítimas de Agressão

Dia	
5	Dia Mundial do Meio Ambiente
12	Dia dos Namorados
21	Dia Nacional de Controle da Asma
	Início do Inverno
24	Dia Internacional do Leite
27	Dia Internacional do Diabético

Dia	Julho
1º	Dia da Vacina BCG
2	Dia do Hospital
10	Dia da Saúde Ocular
14	Dia do Administrador Hospitalar
	Dia do Propagandista de Laboratório
15	Dia Internacional do Homem
20	Dia Internacional da Amizade / Dia do Amigo
25	Dia da Vovó
27	Dia Nacional da Prevenção de Acidentes de Trabalho

Dia	Agosto
-	Dia dos Pais (festa móvel, sempre no segundo domingo do mês)
1º	Dia Mundial da Amamentação
05	Dia Nacional da Saúde
08	Dia Nacional de Combate ao Colesterol
14	Dia do Controle da População Industrial
27	Dia do Psicólogo
29	Dia Nacional de Combate ao Fumo
	Dia de Combate à Desnutrição
31	Dia da Nutricionista

Dia	Setembro
5	Dia Nacional de Conscientização e Divulgação da Fibrose Cística
19	Dia do Ortopedista

21	Dia Nacional de Luta dos Portadores de Deficiência Física
22	Dia Mundial de Combate ao Mau Hálito
23	Dia Mundial do Coração
	Início da Primavera
27	Dia Internacional do Idoso
28	Dia Internacional do Sexagenário
30	Dia da Secretária

Dia	Outubro
1º	Dia Internacional da Terceira Idade
	Dia Nacional de Doação do Leite Humano
3	Dia Mundial do Dentista
10	Dia Mundial da Saúde Mental
11	Dia do Deficiente Físico
12	Dia da Cirurgia Infantil
13	Dia do Fisioterapeuta
	Dia do Terapeuta Ocupacional
15	Dia do Professor
16	Dia Mundial da Alimentação
	Dia do Anestesista
18	Dia do Médico
20	Dia Mundial e Nacional da Osteoporose
25	Dia Nacional da Saúde Bucal

Dia	Novembro
5	Dia Nacional de Controle da Dengue
10	Dia Nacional da Surdez
14	Dia Mundial e Nacional do Diabetes
20	Dia do Biomédico
21	Dia da Homeopatia e do Homeopata
25	Dia Mundial do Doador de Sangue

| 27 | Dia Mundial da Luta contra o Câncer |

Dia	Dezembro
1º	Dia Mundial de Luta contra a Aids
2	Dia Panamericano da Saúde
8	Dia da Família
9	Dia do Fonoaudiólogo
10	Dia da Declaração Mundial dos Direitos Humanos
13	Dia do Cego
22	Início do Verão
25	Natal

GLOSSARIO

Capítulo 11

Glossário

A partir do *Dicionário de Propaganda*, do professor Joubert Brito, e do glossário do livro *Introdução ao Marketing*, de Philip Kotler.

A

• *Abordagem (approach):* enfoque, tratamento conceitual e/ou criativo de uma campanha. É a linha de raciocínio que unifica todas as peças de uma campanha publicitária.

• *AD HOC:* pesquisa de mercado encomendada por uma empresa, para levantar informações específicas sobre seu mercado ou imagem de seu serviço ou produto.

• *Afiliada:* emissora de rádio ou TV, vinculada a outra pela retransmissão de alguns programas ou a totalidade da programação dela, mas não é uma filial, é uma empresa. Vemos várias emissoras de TV, nas diferentes regiões brasileiras, que são afiliadas a uma ou outra rede de televisão.

• *Agência de propaganda:* de acordo com a Abap, é uma pessoa jurídica especializada na arte e nas técnicas publicitárias, que estuda e planeja, concebe e executa publicidade e material promocional; avalia, seleciona e programa os veículos de divulgação necessários à disseminação de mensagens de natureza comercial e institucional, por ordem e conta de clientes e anunciantes, com o objetivo de promover a venda de produtos e serviços; difundir ideias ou informar o público a respeito de organizações ou instituições colocadas a serviço desse mesmo público. Sua remuneração e relacionamento comercial com anunciantes e veículos são regidos pela lei 4.680/65 e pelo decreto 57.690/66.

• *Alcance:* porcentagem de pessoas, dentro de um público-alvo determinado, expostas a uma campanha publicitária durante o período de sua veiculação.

• *Ambiente do marketing:* competidores e forças ambientais que interferem na capacidade de uma clínica ou hospital de desenvolver suas atividades e manter a clientela.

• *Amostra:* subconjunto ou parte representativa de uma população ou universo, com as mesmas características dessa população da qual foi retirada. As pesquisas de mercado são realizadas com base em uma amostra que representa o universo (total de consumidores ou público-alvo que será atendido por um programa de marketing).

• *Anunciante:* quem autoriza e assina a propaganda e é responsável pelo seu custo e por seu conteúdo.

• *Anúncio:* mensagem comercial. Pode ser veiculado em meios impressos (jornais, revistas e mídia exterior), eletrônicos (TV, cinema e rádio) ou digitais (internet).

• *Anúncio cooperado:* mensagem que promove conjuntamente um produto de determinada marca de fabricante e o serviço ou loja (por exemplo, um anúncio onde há a marca do fabricante de um aparelho de exames e a marca da clínica). Seu custo pode ser dividido entre a indústria e a clínica, mas normalmente esses anúncios são pagos pela indústria, que tem grande interesse em ampliar seu mercado em uma dada região.

• *Apelos emocionais:* forma de criação da mensagem com objetivo de tentar gerar emoções positivas ou negativas (culpa, medo, vergonha, amor, orgulho, alegria etc.) que motivarão a procura pelos serviços oferecidos.

• Apelos racionais: mensagens de apelo ao interesse público, mostrando que o serviço gerará benefícios (apelo à qualidade, economia, valor e desempenho, por exemplo).

• *Apoio:* tipo de patrocínio em que o anunciante se responsabiliza por parte do investimento, usando como chancela apenas sua citação de marca.

• *Approach:* abordagem, enfoque de uma campanha publicitária.

• Área prioritária: região, praça ou mercado que se pretende atingir primordialmente com uma ação de divulgação, definida por meio de uma estratégia de mercado e de mídia.

• *Atendimento:* prestação de serviço profissional. O termo é muito usado nas agências e nos veículos de propaganda, referindo-se à coordenação dos serviços que uma agência presta aos clientes. Nos serviços médicos, refere-se a todas as atividades relacionadas à atenção dispensada aos clientes (pacientes, acompanhantes etc.).

• *Atitude:* avaliações coerentemente favoráveis ou desfavoráveis do público-alvo em relação a uma marca ou serviço.

• *Ativos intangíveis:* são ativos de marketing, como marcas, relacionamento com os empregados, com fornecedores, com operadoras de planos de saúde, com a imprensa e o capital intelectual.

• *Autorregulamentação publicitária:* conjunto de normas éticas que balizam o trabalho das agências e seu relacionamento com a comunidade. O Conar é o conselho de autorregulamentação responsável por esse gerenciamento.

B

• *Benchmarking:* comparação entre serviços e processos da empresa com seus concorrentes ou com empresas de outro setor a fim de encontrar meios para melhorar a qualidade e o desempenho dos produtos ou serviços oferecidos.

• *Brainstorming:* exercício para estimular um grupo de pessoas a discutir sobre determinado assunto, com liberdade e desordenadamente, porém com a finalidade de se chegar a um consenso e sistematizar as ideias.

• *Brand equity:* valor agregado que se atribui a algum produto ou serviço. Esse valor influencia a forma como o consumidor pensa, sente e age em relação à marca, assim como os preços, a fatia de mercado e a lucratividade da marca.

• *Break:* intervalo comercial em rádio e TV.

• *Briefing:* documento que sintetiza diretrizes e metas do anunciante para uma campanha publicitária. É a partir dele que as diferentes áreas da agência nortearão seu trabalho de planejamento e criação.

• *Budget:* orçamento, verba.

C

• *Campanha:* série de peças de propaganda, anúncios, comerciais, cartazes etc. de um produto, serviço, marca ou empresa, veiculada em um ou mais meios, com a finalidade de alcançar um objetivo de comunicação determinado.

• *Chancela:* crédito do patrocinador na abertura e/ou encerramento de um programa ou evento, em geral uma menção curta de cinco a dez segundos, composta por uma breve imagem, *slogan* e marca.

• *Ciclo de vida:* fase de desenvolvimento de um determinado produto ou serviço no mercado. É didaticamente dividido em introdução, crescimento, maturidade e declínio.

• *Classe socioeconômica:* faixa da população com características comuns em termos de grau de escolaridade do chefe de família, posse familiar e acesso a itens de conforto. Atualmente existem dois critérios de pontuação usados pelo mercado: o critério ABA e o critério Abipeme.

• *Clipping:* reunião de artigos, comentários e reportagens sobre um dado assunto. Originalmente em papel, hoje pode usar os recursos de áudio, vídeo e informática.

• *Comissão de agência:* taxa paga pelo veículo à agência para remunerá-la pelos serviços prestados ao anunciante (atendimento, planejamento, criação, veiculação, administração etc.).

• *Comunicação de massa:* exposição simultânea ou em um curto período de tempo, de audiência ampla e heterogênea, a mensagens transmitidas por sistema de comunicação estabelecido. A comunicação de massa caracteriza-se por recepção ou audiência em massa, embora a produção das mensagens se faça por segmentos minoritários da sociedade.

• *Comunicações de marketing integrado:* conceito que prega a integração e a coordenação dos vários canais de comunicação entre a empresa e seus diversos públicos, a fim de enviar uma mensagem clara e convincente sobre seus serviços e produtos.

• *Conar:* Conselho Nacional de Autorregulamentação Publicitária. Entidade privada, sem fins lucrativos, instituída com o objetivo de zelar pela integridade e pela credibilidade da propaganda comercial veiculada no país, em todas as suas formas, e promover a defesa da liberdade de expressão comercial com base em valores éticos estabelecidos pela própria comunidade publicitária.

• *Concorrência:* produtos ou serviços similares que disputam o mesmo público-alvo.

• *Consumidor:* toda pessoa física ou jurídica que adquire ou utiliza produto ou serviço como destinatário final.

• *Consumidor primário ou principal:* segmento da população que, independente de sua representatividade numérica, consome a maior parte de um produto/serviço, tornando-se, portanto, o público-alvo ao qual são, em geral, dirigidas as mensagens publicitárias.

• *Consumidor secundário:* segmento do mercado de importância relativamente menor para o consumo de determinado produto ou serviço.

• *Contato de veículo:* representante de veículo de propaganda junto às agências e anunciantes, com as funções de informar sobre o mesmo, promovê-lo e contratar programação.

• *Continuidade:* é a programação ininterrupta de uma campanha por um longo período de tempo. Em termos de objetivos de um planejamento, a continuidade de uma campanha atenderia a propósitos de vendas de produtos ou serviços sem sazonalidade acentuada ou a uma preocupação permanente de formação de imagem. É, portanto, uma decisão estratégica de planejamento de mídia.

D

• *Dados primários:* informações coletadas para um propósito específico e imediato.

• *Dados secundários:* informações que já existem em algum lugar, tendo sido coletadas para outro propósito, mas que podem ser importantes para o desenvolvimento da campanha.

• *Decisores de compra:* pessoas que têm poder formal ou informal para selecionar ou aprovar fornecedores de produtos ou serviços. Nos serviços de saúde, temos os pais como decisores sobre serviços de Pediatria, por exemplo.

• *Definição de mercado-alvo:* avaliação da atratividade de cada segmento de mercado e seleção de um ou mais segmentos onde atuar.

• *Desejos:* a forma tomada pelas necessidades humanas quando são moldadas pela cultura e pela personalidade individual.

• *Dissonância cognitiva:* sensação de desconforto causada no consumidor pelo arrependimento de uma decisão de compra.

• *Distorção seletiva:* tendência que as pessoas têm de adaptar informações a significados pessoais. Muito comum na área da Saúde. Daí a importância de oferece material informativo (educação de pacientes) em linguagem simples.

E

• *Efeito residual:* diz-se da lembrança de uma mensagem ou campanha registrada algum tempo após sua veiculação.

• *Estilo de vida:* padrão de vida de uma pessoa, expresso por suas atividades, interesses e opiniões.

• *Estratégias competitivas:* estratégias que posicionam fortemente a empresa diante de seus concorrentes, conferindo-lhe vantagem competitiva.

F

• *Fee:* honorários. Forma de remuneração pela qual o prestador de serviços recebe regularmente uma quantia fixa.

• *Feedback:* realimentação, resposta que uma empresa recebe do mercado pela realização de uma campanha, por exemplo.

• *Fidelidade de marca:* o mesmo que lealdade de marca. Preferência que o consumidor tem por determinadas marcas de produtos ou serviços, medida em termos de regularidade de compra ou de uso.

• *Fixação de preços com base no valor:* definição do preço de acordo com a percepção de valor do consumidor e não com base nos custos.

• *Formador de opinião:* diz-se do segmento de uma população que, por razões de posição social ou ocupação, pode influenciar o mercado, multiplicando o efeito da comunicação, exercendo uma liderança de opinião.

• *Formato:* dimensões da peça de propaganda.

• *Freelance:* trabalho avulso.

H

• *Heavy user:* usuário/consumidor com maior nível de intensidade de consumo.

I

• *Imagem de marca:* conjunto de atributos e/ou expectativas, vivências, percepções, que o mercado tem da marca de um produto ou serviço.

• *Informe publicitário:* mensagem comercial sem as características usuais das mensagens publicitárias. Tem estilo e aparência editoriais e a publicação/emissora identifica como tal, para distinguir da matéria não comercial.

• *Influenciadores:* pessoas que têm influência sobre a decisão de compra.

• *Inseparabilidade dos serviços:* serviços são produzidos e consumidos ao mesmo tempo; não podem ser separados de seus fornecedores (uma consulta médica não pode ser desassociada do médico, que presta o atendimento).

• *Institucional:* diz-se da propaganda cujo objetivo imediato não é a venda, mas a criação de uma atitude, um clima, uma opinião e um comportamento positivo à empresa que a assina.

• *Intagibilidade dos serviços:* serviços não podem ser vistos, provados, sentidos, ouvidos ou cheirados antes de serem comprados.

J

• *Jingle:* modalidade de publicidade radiofônica, gravada, usando música e texto.

L

• *Lançamento:* período inicial da campanha de propaganda. Em geral, um lançamento de campanha se caracteriza por maior pressão publicitária para cobrir um grande volume de público- alvo.

• *Light user:* consumidor menos frequente.

M

• *Macroambiente:* grandes forças sociais que afetam todo o microambiente. É composto por forças demográficas, econômicas, naturais, tecnológicas, políticas e culturais.

• *Mercado-alvo:* público-alvo.

• *Mercado prioritário:* área geográfica cujas características solicitam mais atenção por parte de uma empresa, segundo seus objetivos. Sua demarcação e sua definição possibilitam maior precisão das atividades de mídia.

• *Mercado secundário:* área geográfica cuja importância para uma empresa é menor que outra em função de seus objetivos.

• *Mídia básica:* meio escolhido como principal em um plano de mídia, por razões estratégicas do planejamento da campanha.

• *Mídia de apoio:* meio escolhido para complementar o meio básico em um plano de mídia, ampliando ou reforçando variáveis requeridas no planejamento.

• *Mídia mix:* ou composto de mídia. Refere-se ao uso por razões de objetivo e de estratégia de mais de um meio em uma campanha. É o oposto das noções de concentração e exclusividade nesse contexto. As razões mais comuns para se planejar mídia *mix* são: aumentar o alcance, segmentar a audiência, aumentar o número de vezes que a propaganda será exposta para cada pessoa, garantindo mais captação da mensagem publicitária.

• *Mídia segmentada:* veículo ou campanha publicitária dirigida a determinado público, definido por critérios de sexo, idade, classe social ou uma combinação destes. Pode-se também definir a segmentação por meio de fatores comportamentais ou posse de bens.

• *Mix de promoção:* composto específico de propaganda, venda pessoal, promoção de vendas e relações públicas utilizado por uma empresa para atingir seus objetivos de propaganda e marketing.

N

• *Necessidades humanas:* sensações de privação de satisfações básicas.

• *Nicho de mercado:* pequeno segmento de um dado setor atendido por uma ou poucas empresas.

O

• *Objetivo de propaganda:* tarefa específica de comunicação a ser realizada com um público específico, em um dado período de tempo.

• *Opinião pública:* soma das opiniões individuais acumuladas, a respeito de um assunto em debate público, e que afeta um grupo de pessoas.

• *Orçamento:* recursos financeiros destinados a uma campanha de propaganda, para um ou mais produtos/serviços de uma mesma empresa.

P

• *Patrocínio:* forma de comercial, exclusiva ou não, de um programa de TV. Em geral, o anunciante tem como direito veicular seu produto, serviço ou marca na abertura e no encerramento, nas chamadas, nas vinhetas de passagem, em textos-foguete e em comerciais nos intervalos.

- *Peça:* unidade de uma campanha. Anúncio, comercial, cartaz, filme, *jingle* etc.
- *Periodicidade:* regularidade com que é veiculada uma campanha.
- *Pós-teste:* técnica de pesquisa, quantitativa ou qualitativa, para avaliar o impacto buscando-se uma mensagem publicitária, junto a seu público-alvo, depois de sua veiculação.
- *Pré-teste:* técnica de pesquisa, quantitativa ou qualitativa, para avaliar o impacto de uma mensagem publicitária, junto a seu público-alvo, antes de ir ao ar, portanto, em condições de laboratório.
- *Promoção:* ferramenta de marketing que serve como reforço temporário para criar interesse extra na aquisição de um produto ou serviço por meio de oferta de valores superiores aos normalmente envolvidos nesse tipo de aquisição. Inclui descontos e ofertas especiais, concursos, sorteios etc.
- *Prospect:* consumidor ou cliente em potencial.
- *Psicografia:* estudo do comportamento psicológico, de valores e atitudes do mercado, e de seu estilo de vida.
- *Publicidade abusiva:* aquela que promove discriminação de qualquer natureza, que incita à violência, explora o medo ou a superstição, se aproveita da deficiência de julgamento e experiência da criança, desrespeita valores ambientais ou que seja capaz de induzir o consumidor a se comportar de forma prejudicial ou perigosa a sua saúde ou segurança.
- *Publicidade enganosa:* qualquer modalidade de informação ou comunicação de caráter publicitário, inteira ou parcialmente falsa, ou, por qualquer outro modo, mesmo por omissão, capaz de induzir em erro o consumidor a respeito da natureza, características, qualidade, quantidade, propriedades, origem, preço e quaisquer outros dados sobre produtos e serviços.

Q

- *Qualidade:* a totalidade dos aspectos e as características de um produto ou serviço relacionada a sua capacidade de satisfazer necessidades implícitas ou explícitas.
- *Qualitativa:* técnica de pesquisa (opinião, atitudes, perfil, comportamento, estilo de vida etc.) que, em geral, não se quantifica, mas que, ao contrário, tem sua validade na profundidade e na exploração das entrevistas. Um estudo qualitativo pode preceder uma pesquisa quantitativa. Em mídia, é mais frequente o uso de pesquisas quantitativas.
- *Quantitativa:* diz-se da pesquisa cujo campo de investigação e resultados está baseado em número suficiente de respostas, que permitam significativos índices de segurança nos seus resultados. Geralmente, a técnica de utilização desse tipo de pesquisa pressupõe questionários pré-elaborados, com perguntas geralmente fechadas, isso é, que admitem respostas com alternativas pré-estabelecidas ou abertas, ou seja, que podem ser codificadas posteriormente.

R

• *Recall:* lembrança.

• *Relações públicas:* é uma atividade de caráter permanente e organizado, mediante a qual uma empresa ou entidade privada ou pública procura obter e manter a compreensão, a simpatia e o apoio daqueles com os quais ela se relaciona ou pode vir a relacionar-se.

• *Repetição:* conceito fundamental em propaganda, no que se refere à apreensão, aprendizado e mudança de atitude, por parte do consumidor, em relação ao que é oferecido por meio da mensagem publicitária.

S

• *Sazonalidade:* característica de consumo de certos produtos ou serviços, afetado basicamente pelas diferentes condições das estações do ano e datas do varejo.

• *Segmentação:* subdivisão de um mercado em subconjuntos distintos de clientes, em que qualquer um deles pode ser selecionado como um objetivo de mercado, para ser alcançado com um composto de marketing distinto.

• *Seleção de veículos:* escolha de veículos para compor um plano de mídia buscando a identificação entre a mídia, o serviço que se deseja anunciar e o público do produto. Tal seleção deve considerar audiência média, alcance, custo por mil e maior rentabilidade comparativa a outros veículos ou a veiculações de produtos/serviços concorrentes etc.

• *Share of market:* participação de mercado percentual de vendas da marca em relação ao total de vendas da categoria.

• *Share of mind:* participação do *recall* da marca sobre o total de *recall* de um segmento.

• Slogan: assinatura qualificativa de produto ou serviço.

• *Spot:* texto gravado, sem música, utilizado para designar o comercial normalmente do meio rádio.

• *Storyboard:* roteiro desenhado de um filme, decupado em suas tomadas principais.

• *Sustentação:* fase de uma campanha que mantém presente nos veículos de mídia a comunicação de um produto ou serviço já existente no mercado.

T

• *Target:* público-alvo que o anunciante deseja atingir com sua comunicação, ou seja, para o qual a mensagem está dirigida. Definido através de um critério sociodemográfico, além de aspectos comportamentais e de consumo.

• *Tática:* ação planejada para o cumprimento de uma meta, ou seja, a especificação pormenorizada de uma estratégia.

• *Teaser:* pequenas e frequentes mensagens de preparação para um lançamento. A principal característica do teaser é o suspense, por isso ele não tem a assinatura do anunciante.

U

• *Universo:* termo de pesquisa e de mídia, indicando a totalidade do mercado que se deseja analisar.

V

• *Veículo:* as emissoras de TV ou de rádio, os jornais e revistas (cada título).
• *Veículo local:* qualquer meio de comunicação cuja cobertura e/ou distribuição limita-se a determinada praça, região ou mercado.
• *Verba:* os recursos disponíveis para uma campanha publicitária.
• *Visibilidade:* efeito de repercussão pretendido na veiculação de determinada campanha publicitária.

ANEXO

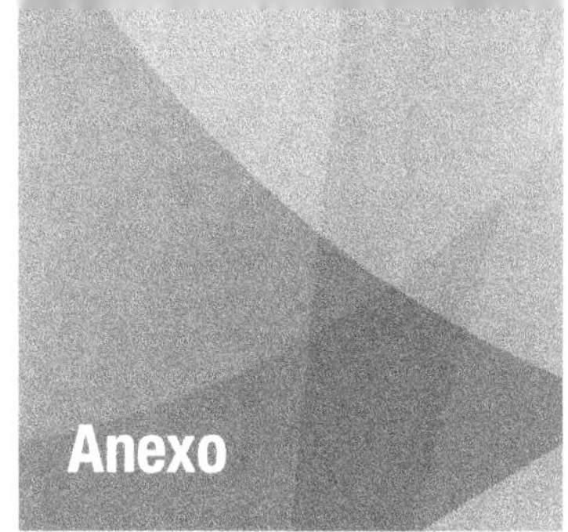

Resolução CFM 1.974/11

Estabelece os critérios norteadores da propaganda em Medicina, conceituando os anúncios, a divulgação de assuntos médicos, o sensacionalismo, a autopromoção e as proibições referentes à matéria.

O Conselho Federal de Medicina, no uso das atribuições conferidas pela lei 3.268, de 30 de setembro de 1957, regulamentada pelo decreto 44.045, de 19 de julho de 1958, e pela lei 11.000, de 15 de dezembro de 2004, e:

Considerando que cabe ao Conselho Federal de Medicina trabalhar por todos os meios ao seu alcance e zelar pelo perfeito desempenho ético da Medicina e pelo prestígio e bom conceito da profissão e dos que a exercem legalmente;

Considerando a necessidade de uniformizar e atualizar os procedimentos para a divulgação de assuntos médicos em todo o território nacional;

Considerando a necessidade de solucionar os problemas que envolvem a divulgação de assuntos médicos, com vistas ao esclarecimento da opinião pública;

Considerando que os anúncios médicos deverão obedecer à legislação vigente;

Considerando o decreto-lei 20.931/32, o decreto-lei 4.113/42, o disposto no Código de Ética Médica e, notadamente, o artigo 20 da lei 3.268/57, que determina: "Todo aquele que mediante anúncios, placas, cartões ou outros meios quaisquer se propuser ao exercício da Medicina, em qualquer dos ramos ou especialidades, fica sujeito às penalidades aplicáveis ao exercício ilegal da profissão, se não estiver devidamente registrado";

Considerando que a publicidade médica deve obedecer exclusivamente a princípios éticos de orientação educativa, não sendo comparável à publicidade de produtos e práticas meramente comerciais (Capítulo XIII, artigos 111 a 118 do Código de Ética Médica);

Considerando que o atendimento a esses princípios é inquestionável pré-requisito para o estabelecimento de regras éticas de concorrência entre médicos, serviços, clínicas, hospitais e demais empresas registradas nos Conselhos Regionais de Medicina;

Considerando ainda que os entes sindicais e associativos médicos estão sujeitos a este mesmo regramento quando da veiculação de publicidade ou propaganda;

Considerando as diversas resoluções sobre o tema editadas por todos os conselhos regionais de Medicina;

Considerando, finalmente, o decidido na sessão plenária de 14 de julho de 2011;

Resolve:

Artigo 1º - Entender-se-á por anúncio, publicidade ou propaganda a comunicação ao público, por qualquer meio de divulgação, de atividade profissional de iniciativa, participação e/ou anuência do médico.

Artigo 2º - Os anúncios médicos deverão conter, obrigatoriamente, os seguintes dados:

a) Nome do profissional;

b) Especialidade e/ou área de atuação, quando registrada no Conselho Regional de Medicina;

c) Número da inscrição no Conselho Regional de Medicina;

d) Número de registro de qualificação de especialista (RQE), se o for.

Parágrafo único. As demais indicações dos anúncios deverão se limitar ao preceituado na legislação em vigor.

Artigo 3º - É vedado ao médico:

a) Anunciar, quando não especialista, que trata de sistemas orgânicos, órgãos ou doenças específicas, por induzir a confusão com divulgação de especialidade;

b) Anunciar aparelhagem de forma a lhe atribuir capacidade privilegiada;

c) Participar de anúncios de empresas ou produtos ligados à Medicina, dispositivo este que alcança, inclusive, as entidades sindicais ou associativas médicas;

d) Permitir que seu nome seja incluído em propaganda enganosa de qualquer natureza;

e) Permitir que seu nome circule em qualquer mídia, inclusive na internet, em matérias desprovidas de rigor científico;

f) Fazer propaganda de método ou técnica não aceito pela comunidade científica;

g) Expor a figura de seu paciente como forma de divulgar técnica, método ou resultado de tratamento, ainda que com autorização expressa do mesmo, ressalvado o disposto no artigo 10 desta resolução;

h) Anunciar a utilização de técnicas exclusivas;

i) Oferecer seus serviços por meio de consórcio e similares;

j) Oferecer consultoria a pacientes e familiares como substituição da consulta médica presencial;

k) Garantir, prometer ou insinuar bons resultados do tratamento;

l) Fica expressamente vetado o anúncio de pós-graduação realizada para a capacitação pedagógica em especialidades médicas e suas áreas de atuação, mesmo que em instituições oficiais ou por estas credenciadas, exceto quando estiver relacionado à especialidade e área de atuação registrada no Conselho de Medicina.

Artigo 4º - Sempre que em dúvida, o médico deverá consultar a Comissão de Divulgação de Assuntos Médicos (Codame) dos conselhos regionais de Medicina, visando a enquadrar o anúncio aos dispositivos legais e éticos.20 Manual de publicidade médica.

Parágrafo único. Pode também anunciar os cursos e atualizações realizados, desde que relacionados a sua especialidade ou área de atuação devidamente registrada no Conselho Regional de Medicina.

Artigo 5º - Nos anúncios de clínicas, hospitais, casas de saúde, entidades de prestação de assistência médica e outras instituições de saúde deverão constar, sempre, o nome do diretor técnico-médico e sua correspondente inscrição no conselho regional em cuja jurisdição se localize o estabelecimento de saúde.

Parágrafo 1º. Pelos anúncios dos estabelecimentos de hospitalização e assistência médica, planos de saúde, seguradoras e afins respondem, perante o Conselho Regional de Medicina, os seus diretores técnico-médicos.

Parágrafo 2º. Os diretores técnico-médicos, os chefes de clínica e os médicos em geral estão obrigados a adotar, para cumprir o mandamento do *caput*, as regras contidas no Manual da Codame.

Artigo 6º - Nas placas internas ou externas, as indicações deverão se limitar ao previsto no artigo 2º e em seu parágrafo único.

Artigo 7º - Caso o médico não concorde com o teor das declarações a si atribuídas em matéria jornalística, as quais firam os ditames desta resolução, deve encaminhar ofício retificador ao órgão de imprensa que a divulgou e ao Conselho Regional de Medicina, sem prejuízo de futuras apurações de responsabilidade.

Artigo 8º - O médico pode, utilizando qualquer meio de divulgação leiga, prestar informações, dar entrevistas e publicar artigos versando sobre assuntos médicos de fins estritamente educativos.

Artigo 9º - Por ocasião das entrevistas, comunicações, publicações de artigos e informações ao público, o médico deve evitar sua autopromoção e sensacionalismo, preservando, sempre, o decoro da profissão.

Parágrafo 1º. Entende-se por autopromoção a utilização de entrevistas, informações ao público e publicações de artigos com forma ou intenção de:
a) Angariar clientela;
b) Fazer concorrência desleal;
c) Pleitear exclusividade de métodos diagnósticos e terapêuticos;
d) Auferir lucros de qualquer espécie;
e) Permitir a divulgação de endereço e telefone de consultório, clínica ou serviço.

Parágrafo 2º. Entende-se por sensacionalismo:
a) A divulgação publicitária, mesmo de procedimentos consagrados, feita de maneira exagerada e fugindo de conceitos técnicos, para individualizar e priorizar sua atuação ou a instituição onde atua ou tem interesse pessoal;

b) Utilização da mídia, pelo médico, para divulgar métodos e meios que não tenham reconhecimento científico;

c) A adulteração de dados estatísticos visando a beneficiar-se individualmente ou à instituição que representa, integra ou o financia;

d) A apresentação, em público, de técnicas e métodos científicos que devem limitar-se ao ambiente médico;

e) A veiculação pública de informações que possam causar intranquilidade, pânico ou medo à sociedade;

f) Usar de forma abusiva, enganosa ou sedutora representações visuais e informações que possam induzir a promessas de resultados.

Artigo 10 - Nos trabalhos e eventos científicos em que a exposição de figura de paciente for imprescindível, o médico deverá obter prévia autorização expressa do mesmo ou de seu representante legal.

Artigo 11 - Quando da emissão de documentos médicos, os mesmos devem ser elaborados de modo sóbrio, impessoal e verídico, preservando o segredo médico.

Parágrafo 1º. Os documentos médicos poderão ser divulgados por intermédio do Conselho Regional de Medicina, quando o médico assim achar conveniente.

Parágrafo 2º. Os documentos médicos, nos casos de pacientes internados em estabelecimentos de saúde, deverão, sempre, ser assinados pelo médico assistente e subscritos pelo diretor técnico-médico da instituição ou, em sua falta, por seu substituto.

Artigo 12 - O médico não deve permitir que seu nome seja incluído em concursos ou similares, cuja finalidade seja escolher o "médico do ano", "destaque", "melhor médico" ou outras denominações que visam ao objetivo promocional ou de propaganda, individual ou coletivo.

Artigo 13 - Os sites para assuntos médicos deverão obedecer à lei, às resoluções normativas e ao Manual da Codame.

Artigo 14 - Os conselhos regionais de Medicina manterão, conforme os seus regimentos internos, uma Comissão de Divulgação de Assuntos Médicos (Codame) composta, minimamente, por três membros.

Artigo 15 - A Comissão de Divulgação de Assuntos Médicos terá como finalidade:

a) Responder a consultas ao Conselho Regional de Medicina a respeito de publicidade de assuntos médicos;

b) Convocar os médicos e pessoas jurídicas para esclarecimentos quando tomar conhecimento de descumprimento das normas éticas regulamentadoras, anexas, sobre a matéria, devendo orientar a imediata suspensão do anúncio;

c) Propor instauração de sindicância nos casos de inequívoco potencial de infração ao Código de Ética Médica;

d) Rastrear anúncios divulgados em qualquer mídia, inclusive na internet, adotando as medidas cabíveis sempre que houver desobediência a essa resolução;

e) Providenciar para que a matéria relativa a assunto médico, divulgado pela imprensa leiga, não ultrapasse, em sua tramitação na comissão, o prazo de 60 dias.

Artigo 16 - A presente resolução e o Manual da Codame entrarão em vigor no prazo de 180 dias, a partir de sua publicação, quando será revogada a resolução do CFM 1.701/03, publicada no DOU 187, seção I, páginas 171-172, em 26 de setembro de 2003, e demais disposições em contrário.

Brasília, 14 de julho de 2011.

Roberto Luiz d'Ávila
Presidente

Henrique Batista e Silva
Secretário-geral

BIBLIOGRAFIA

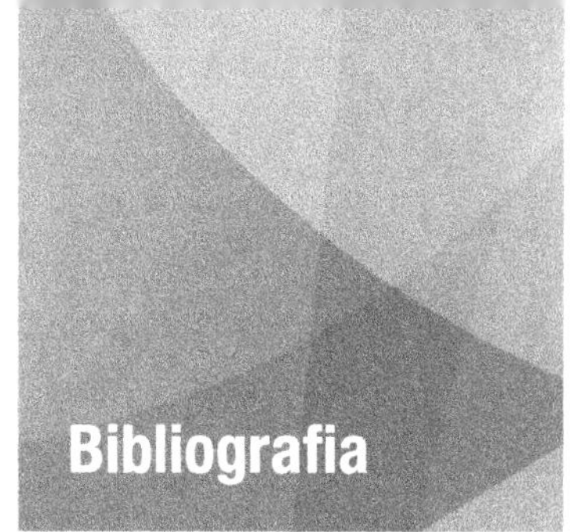

Bibliografia

BERRY, Leonard. *Descobrindo a essência dos serviços*. Rio de Janeiro: Qualitymark, 2001.

FIGUEIREDO, Celso. *Redação publicitária: sedução pela palavra*. São Paulo: Pioneira Learning, 2005.

GREGÓRIO, Renato. *Marketing médico*. Rio de Janeiro: DOC, 2009.

HOLF, Tania & GABRIELLI, Lourdes. *Redação publicitária*. Rio de Janeiro: Elsevier, 2004.

KOTLER, Philip. *Marketing de A a Z*. São Paulo: Campus, 2003.

KUNSCK, Margarida Maria Krohling. *Planejamento de Relações Públicas*. São Paulo: Summus, 2003.

LAS CASAS, Alexandre. *Marketing interativo*. São Paulo: Saint Paul, 2010.

LEVITT, Theodore. *A imaginação de marketing*. São Paulo: Atlas, 1990.

OGDEN, James R. *Comunicação integrada de marketing: um modelo prático para um plano criativo e inovador*. São Paulo: Prentice Hall, 2002.

PÚBLIO, Marcelo Abílio. *Como planejar e executar uma campanha de propaganda*. São Paulo: Atlas, 2008.

SANTANNA, Armando; JUNIOR, Ismael Rocha; GARCIA, Luis Fernando Dabul. *Propaganda: teoria, técnica e prática*. São Paulo: Cengage Learning, 2009.

SOUZA, Francisco Mádia. *Marketing trends*. São Paulo: M. Books, 2007.

ZEITHAML, A. Valerie; BITNER Mary Jo; GREMLER Dwayne D. *Marketing de serviços: a empresa com foco no cliente*. São Paulo: Bookman, 2011.

Sites consultados

www.abapnacional.com.br/guiaparaconcorrencias/introducao.html

www.cenp.com.br

www.conar.org.br

www.ibge.gov.br

www.intercom.org.br/papers/nacionais/2008/resumos/R3-1331-1.pdf

http://escoladeconteudo.com.br/category/conteudo-para-redes-sociais

http://portal.cfm.org.br/publicidademedica/arquivos/cfm1974_11.pdf

http://www.portalmedico.org.br/novocodigo/comofoielaborado.asp

LEIA TAMBÉM DA EDITORA DOC

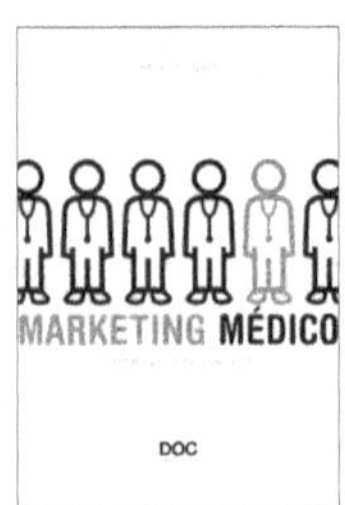

MARKETING MÉDICO
Criando valor para o paciente

Renato Gregório

Com uma abordagem direta, este livro esclarece os conceitos e a aplicação do marketing à prática médica. Guia o leitor em como agregar valor aos pacientes e desenvolver ações de comunicação e orientação para os clientes.

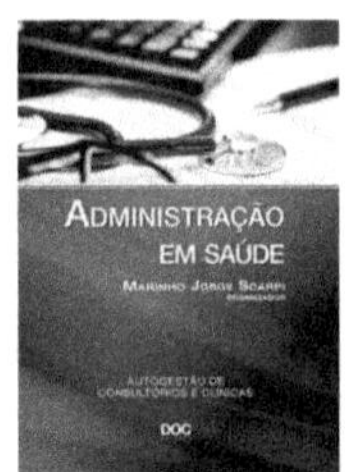

ADMINISTRAÇÃO EM SAÚDE
Marinho Jorge Scarpi (Org.)

Organizado por Marinho Jorge Scarpi, este livro é um guia completo para gestão em saúde, tanto de pequenos consultórios quanto em clínicas de maior porte.

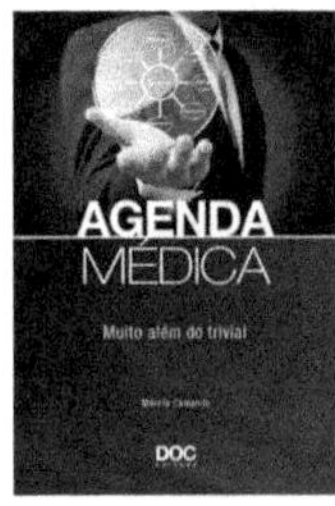

AGENDA MÉDICA – MUITO ALÉM DO TRIVIAL
Márcia Campiolo

De que adianta uma clínica ter boa estrutura se a agenda é falha? O livro desvenda os segredos para organizar a estrutura de atendimento em consultórios e clínicas, gerando um atendimento de excelência.

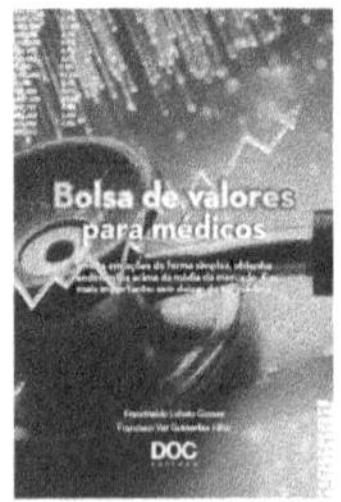

BOLSA DE VALORES PARA MÉDICOS
Francinaldo Gomes e Francisco Vaz

O livro desmistifica o universo dos investimentos e aplicações financeiras em bolsas de valores. Escrito por médicos, ele apresenta os caminhos para que este profissional faça o dinheiro trabalhar a seu favor.

LEIA TAMBÉM DA EDITORA DOC

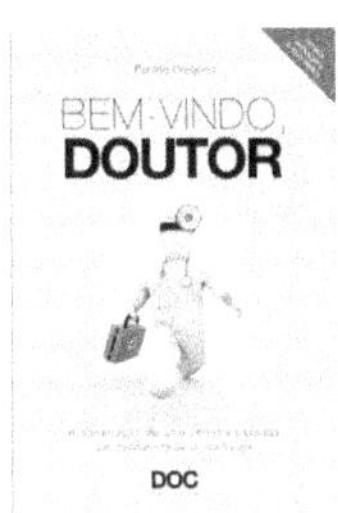

BEM-VINDO , DOU TOR
A construção de uma carreira baseada em credibilidade e confiança

Renato Gregório

Quando o médico termina sua residência, se vê obrigado a mergulhar em um ambiente incrivelmente competitivo, o mercado. Este livro mostra os principais desafios e dificuldades que o jovem médico tem de superar em sua carreira.

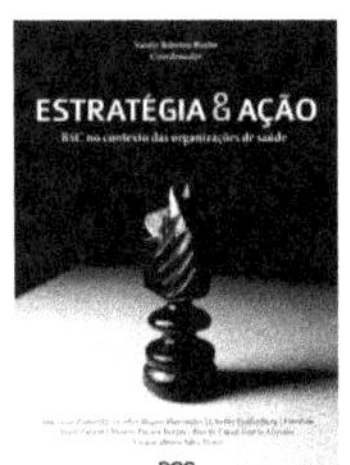

ESTRATÉGIA E AÇÃO: BSC NO CONTEXTO DAS ORGANIZAÇÕES DE SAÚDE
Valdir Ribeiro Borba

Neste livro, Valdir Borba reúne um grupo de pesquisadores e administradores para apresentar a ferramenta BSC para as organizações de saúde.

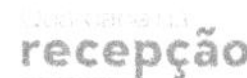

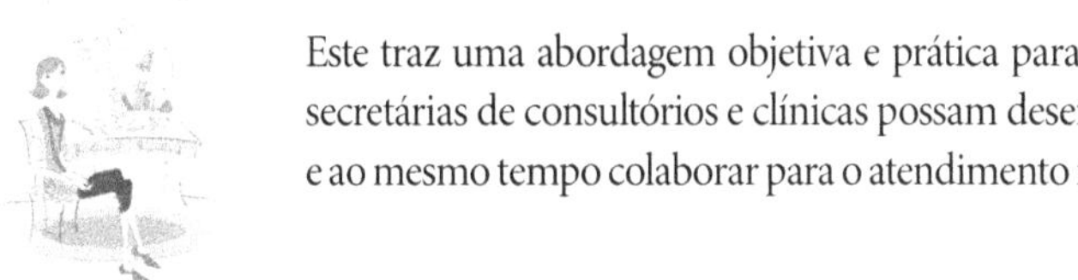

QUALIDADE NA RECEPÇÃO
Ana Paula C. Ferreira

Este traz uma abordagem objetiva e prática para que recepcionistas e secretárias de consultórios e clínicas possam desenvolver suas carreiras e ao mesmo tempo colaborar para o atendimento médico de excelência.

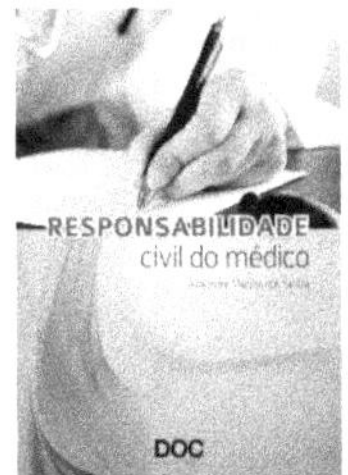

RESPONSABILIDADE CIVIL DO MÉDICO
Alexandre Martins dos Santos

Este livro apresenta um conteúdo completo sobre a responsabilidade civil do médico. O autor não apenas explica a teoria, como apresenta a legislação vigente, a jurisprudência em diversos casos, além de comentar e analisar situações.

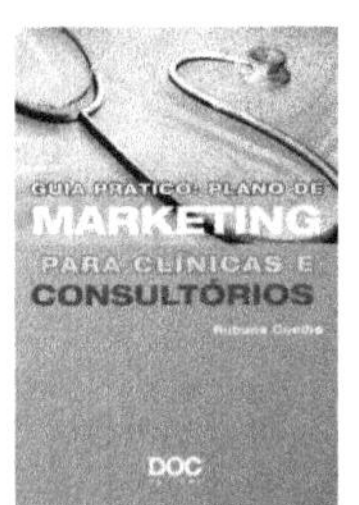

GUIA PRÁTICO: PLANO DE MARKETING PARA CLÍNICAS E CONSULTÓRIOS
Rubens Coelho

Este livro é verdadeiramente um guia prático, que apresentará brevemente os principais itens para o planejamento de negócios em saúde.

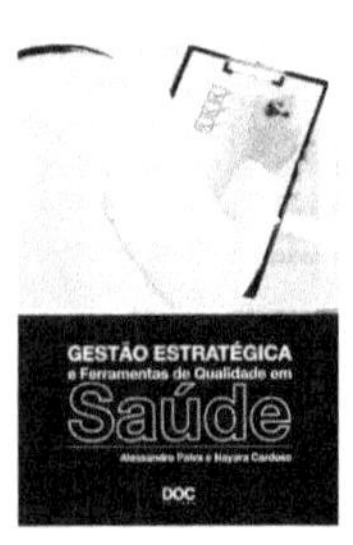

GESTÃO ESTRATÉGICA E FERRAMENTAS DE QUALIDADE EM SAÚDE
Alessandro Paiva e Nayara Cardoso

Planejar, gerar e investir: esses são os princípios que Alessandro Paiva e Nayara Cardoso utilizam no seu livro para mostrar aos médicos como administrar bem um hospital. Mais do que administrar, eles querem apresentar ao leitor as ferramentas mais importantes e como obter qualidade no serviço.

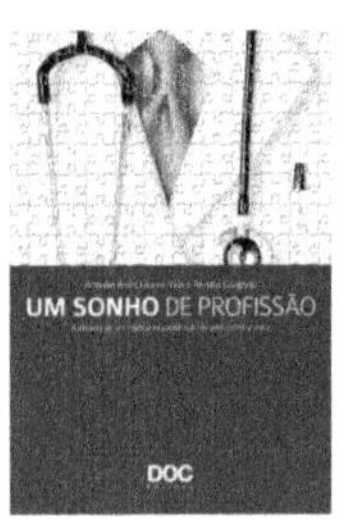

UM SONHO DE PROFISSÃO
A jornada de um médico na construção de uma carreira única
Andréia Assis Loures-Vale e Renato Gregório

Este livro convida o leitor a acompanhar a história de André Prado, um cardiologista que se envolve em uma pesquisa sobre Gestão da Carreira Médica. Para desvendar os mistérios de uma carreira bem sucedida, André percorrerá diversas cidades e conhecerá inúmeros profissionais renomados.

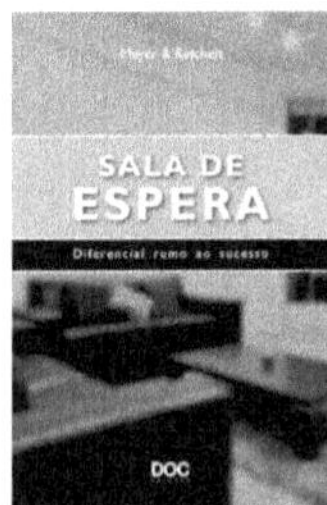

SALA DE ESPERA: DIFERENCIAL RUMO AO SUCESSO
Antonio Carlos Reichelt e Ildo Meyer

Escrito por Ildo Meyer e Antonio Carlos Reichelt, este livro mostra ao médico que o momento da sala de espera, quando o paciente aguarda pela sua consulta, pode ser utilizado para agregar valor ao serviço. Os autores mostram como é possível transformar este momento em boas oportunidades.

9 7 8 8 5 6 2 6 0 8 8 0 3